LOS 8 SECRETOS DE UN

100 SALUDABLE

| ¿QUÉ QUIERE HACER CUANDO TENGA 100 AÑOS DE EDAD? |

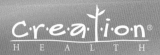

LOS 8 SECRETOS DE UN

100

SALUDABLE

QUE PUEDE APRENDER DE LAS ESTRELLAS DE LA LONGEVIDAD

DES CUMMINGS JR., PhD

DRA. MONICA REED, y TODD CHOBOTAR

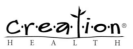

LOS 8 SECRETOS DE UN 100 SALUDABLE
Copyright © 2013 Des Cummings Jr.
Publicado por Florida Hospital Publishing
900 Winderley Place, Suite 1600, Maitland, FL 32751

PARA EXTENDER el MINISTERIO DE SALUD y SANACIÓN de CRISTO

Director	Todd Chobotar
Dirección	David Biebel, DMin
Jefe de Redacción	Elizabeth Jeanniton, MS
Traducción	Silvia E. Doval y Elizabeth Jeanniton
Redacción/Terminología medica	Dra. Amaryllis Sanchez-Wohlever
Revisión	Dr. Eli Kim, y Dr. George Guthrie
Revisión	Sy Saliba, Phd y Robyn Edgerton
Promoción	Laurel Prizigley
Producción	Lillian Boyd
Editor de Reproducción	Pam Nordberg
Fotografia	Spencer Freeman
Diseño de la cubierta	Studio Absolute y Christal Gregerson
Maquetación	Retse Saylor y Christal Gregerson
Desarrollo comercial	Stephanie Lind, MBA

Para descuentos al por mayor por favor contacte
al departamento de ventas especiales a:
HealthProducts@FLHosp.org | 407-303-1929

Numero de control de la Bílitocea del Congreso: 20139378151
Impreso en los Estados Unidos.
PR 14 13 12 11 10 9 8 7 6 5 4 3 2 1
ISBN 13: 978-0-9839881-4-4

Para más recursos de Whole Person Health visite:
FloridaHospitalPublishing.com
Healthy100Churches.org
CreationHealth.com
Healthy100.org

CONTENIDO

Prólogo – ¿Por qué los adventistas?..6

1. Vaya en pos de la vida
   El espíritu de un 100 saludable...9

2. ¿Por qué querría yo llegar a los 100 años de edad?
   Superando las barreras hacia un 100 saludable..................... 12

3. Lo que usted puede aprender de las Estrellas de la Longevidad
   El orígen de los 8 secretos.. 17

4. **C** – Capacidad de elección
   Primero definimos nuestras elecciones,
   luego las elecciones nos definen a nosotros...........................27

5. **R** – Reposo
   Vivimos con estrés, pero no tenemos que morir de eso................. 41

6. **E** – Entorno (Medio ambiente)
   Usted fue creado para un jardín, pero vive en una jungla 54

7. **A** – Actividad
   Cómo la actividad genera energía y una vida poderosa 67

8. **T** – Trust (Confianza)
   Por qué la confianza es la herramienta de salud más poderosa de todas 82

9. **I** – Interrelaciones personales
   El amor sólo se materializa en las relaciones 93

10. **Ó** – Objetividad en la vida
    Yendo en pos del poder positivo del optimismo y la esperanza 106

11. **N** – Nutrición
    Alimentando el cuerpo, nutriendo la mente, inspirando el espíritu 120

12. Creando el legado de salud de su familia
    Pasando un estilo de vida saludable de generación en generación 133

13. ¿Qué lo inspira a vivir?
    ¿Cómo planea vivir lo mejor posible por el mayor tiempo posible?..............144

Agradecimientos..147

Acerca de los autores 149

Acerca de la Editorial 152

Notas 154

Recursos 158

PRÓLOGO

¿Por qué los adventistas?

SI YO TUVIERA UNA PÍLDORA QUE PUDIERA alargar la vida once años, ésta sería considerada como una droga maravillosa y la querrían millones de personas. Me sentiría obligado a lograr que esta píldora estuviera al alcance de usted, de su familia y del mundo para que todos pudiesen disfrutar de los beneficios de una vida más larga y más saludable. Si bien no poseo dicha píldora, sí tengo conocimiento de un estilo de vida que podría alargar su vida un promedio de once años. En varios sentidos es mejor que una píldora porque no tiene efectos secundarios adversos.

Este estilo de vida ha sido investigado, documentado y comprobado durante los últimos cincuenta años. En una edición especial de la revista *National Geographic*, titulada en inglés *The Secrets of Living Longer*/*Los secretos para vivir más*, el autor Dan Buettner destacó tres estilos de vida principales: los habitantes de Okinawa en Japón, los habitantes de Cerdeña en Italia y los adventistas de Loma Linda, California. A este último grupo, él lo identificó como las "Estrellas de la Longevidad en los Estados Unidos". Mientras que hay estrellas de la longevidad en los tres grupos, el estilo de vida adventista es único porque, de los tres grupos, es el que más se puede transferir universalmente.

Este grupo ha sido imitado en poblaciones alrededor del mundo.

No depende de la composición genética y puede ser adoptado por diferentes razas y grupos étnicos.

Es el grupo en el que más personas han alcanzado los cien años de edad, más que cualquier otro estilo de vida en los Estados Unidos. Éste es un logro notable en una cultura que hoy en día se dirige en la dirección opuesta en cuanto a la salud.

Estos conocimientos están siendo reconocidos cada vez más por los principales medios de comunicación. Por ejemplo, un artículo de la revista estadounidense US *News* reportó, "Los estadounidenses que se definen a sí mismos como Adventistas del Séptimo Día tienen una expectativa de vida promedio de 89 años, alrededor de una década más que la mayoría de los estadounidenses. Uno de los dogmas básicos de esta religión es que es importante valorar el cuerpo que Dios nos ha prestado, lo cual significa no fumar, no abusar del alcohol, ni excederse con los dulces. Los miembros de esta religión generalmente llevan una dieta vegetariana a base de frutas, vegetales, frijoles y frutos de cáscara (nueces, almendras, etc.) y hacen mucho ejercicio. También están muy centrados en la familia y en la comunidad".[1]

El estilo de vida de salud de los adventistas fue parte de un movimiento conocido como *"clean living"* (vida sana) que surgió durante los años 1800. Varios grupos dirigidos por promotores de la salud fomentaron el valor del aire puro, el agua, la luz del sol, el ejercicio, y de una dieta a base de plantas. También enfatizaron los peligros del tabaco, las drogas, el alcohol, la cafeína y las carnes rojas para la salud. Los líderes adventistas atribuían el origen de muchas de esas prácticas saludables a las Escrituras y alentaron a los miembros de la iglesia a incorporarlas en su vida diaria. Comparto esto con usted para enfatizar que estas ideas no eran exclusivas de la Iglesia Adventista. Éstos son conceptos para que usted los examine y los critique, para que usted mejore y para que los adopte.

> No importa cuál es su fe religiosa o su historial de salud, este libro a sido escrito para usted.
> — Des Cummings

El compromiso de la Iglesia Adventista con el "evangelio de la salud" era tan profundo que establecieron un sistema de salud y sanación ubicado en Battle Creek, Michigan para avanzar esta obra. Se convirtió en la capital del movimiento de salud adventista. Battle Creek y sus ciudadanos se beneficiaron al ser conocidos en toda la nación como "Health City" (Ciudad de la Salud). En 1958 la Escuela de Salud Pública de la Universidad de Loma Linda, ubicada en California, lanzó una investigación basada en el seguimiento de los hábitos de salud de los miembros de la Iglesia Adventista. Este estudio longitudinal todavía continúa promoviendo la ciencia de la salud y el bienestar de toda la humanidad.

Puesto que el Sistema Adventista de Salud popularizó este estilo de vida, es nuestro deber y honor compartirlo con usted. He tenido la buena suerte de haber nacido en una familia que practicaba este estilo de vida. Es un privilegio para mí ofrecerle una gira personal de estos principios de salud que han llegado a ser fundamentales en mi vida. Están resumidos en ocho secretos que le darán la mejor oportunidad para vivir lo más joven posible por tanto tiempo como sea posible. Mi deseo es que lo inspiren a imaginarse viviendo hasta llegar a un 100 saludable.

Muchos de los héroes de salud que conocerá en este libro son parte del grupo de 90,000 miembros de la Iglesia Adventista que han sido estudiados durante cincuenta años gracias al apoyo económico de muchas organizaciones de investigación, incluyendo al *National Institutes of Health (NIH)* y el *Center for Aging*. Me refiero a este grupo usando dos expresiones, los adventistas y las Estrellas de la Longevidad. Mientras que estos secretos derivan del estilo de vida de los miembros de la iglesia, están basados en el ideal de Dios para la salud que está disponible para todos. Lo invitamos a que vaya en pos de este estilo de vida, el cual es sensato y ha sido validado científicamente. No es su propósito idolatrar la Iglesia Adventista, sino inspirar a la nación a vislumbrar un futuro saludable.

El objetivo del Sistema de Salud Adventista es compartir estos secretos con cada comunidad y cada paciente que servimos. Creemos que estos principios proveen un estilo saludable que, si es adoptado, puede traer consigo los beneficios de una buena salud, una larga vida, y costos de salud reducidos para todas las personas. Estos principios representan la mejor respuesta personal que cada uno de nosotros puede escoger para asegurar nuestra salud y la salud de nuestras familias.

No importa cuáles sean sus creencias religiosas o cómo sea su historial de salud, este libro fue escrito para usted.

Des Cummings Jr., PhD
Vicepresidente Ejecutivo
Sistema de Salud Adventista

UN 100 SALUDABLE

1

VAYA EN POS DE LA VIDA

El espíritu de un 100 saludable

"¡AMO LA VIDA!" EL ROSTRO DE JOHN resplandece con una sonrisa de un millón de dólares mientras levanta una botella de agua en el aire. "Mi filosofía para vivir una vida plena es celebrarla cada vez que tengo la oportunidad. Así que brindo por la vida en cada comida. Algunas personas piensan que estoy loco, pero este es el secreto que me ha ayudado a ir contra viento y marea", él expresa.

"Como verá, nací con fibrosis cística y cuando los doctores finalmente la diagnosticaron, le dijeron a mis padres que no pasaría de la edad de 12 años y que mi calidad de vida sería altamente comprometida", él agregó. "Pero aquí estoy con cincuenta y tres años de edad. Es por eso que yo celebro la vida dondequiera y cuantas veces pueda."

John tiene el espíritu de un 100 Saludable. Ese espíritu es el mayor regalo que yo podría desear para usted. Un amor por la vida es lo que impulsa la búsqueda de una larga vida. Así que mi primera pregunta para usted es: *¿Quiere llegar hasta un 100 saludable?*

Pienso que algunos de los factores claves que hicieron que John sobreviviera a todas las predicciones de su muerte precoz son su pasión por la vida en el hogar, su amor por su trabajo, y su actitud consistente de adoración. Éstos le han permitido sobrepasar las condiciones de una vida limitada que comenzaron a surgir a su alrededor desde el momento en que su madre sintió pánico cuando él no podía digerir su leche materna. Éste era simplemente el preludio a una niñez de enfermedad, marcada por su incapacidad de aumentar de peso y severos calambres estomacales recurrentes.

Los doctores de John inicialmente estaban confundidos por la condición de éste. Por lo tanto su madre emprendió una búsqueda de pistas para comprender su mala salud. Un día, cuando ella besó a John en la mejilla, notó que ésta tenía un sabor salado. Esta pista coincidió con un artículo que ella había leído sobre fibrosis cística (CF, por sus siglas en inglés). El defecto genético que causa la fibrosis cística interfiere con la habilidad del cuerpo de transportar la sal dentro y fuera de las células, y la sal que no puede ser absorbida es eliminada a través de la piel por las glándulas sudoríparas.

A lo largo de los años, numerosos médicos intentaron fortalecer y preparar a la familia de John para su muerte precoz a causa de esta enfermedad devastadora que ataca órganos importantes, especialmente los pulmones y el páncreas. Su madre recuerda oír predicciones tales como:

"No pasará los doce años."

"Nunca podrá ir a la universidad."

"No tendrá la vitalidad suficiente para dedicarse a una profesión."

"Probablemente nunca vivirá para contraer matrimonio y tener una familia."

"No pasará los treinta y cinco años de edad."

Pero John ha superado todas las predicciones y todas las normas. Según la Fundación para la Fibrosis Cística, "En 1955, no se esperaba que los niños con fibrosis cística vivieran lo suficiente como para poder asistir a la escuela primaria." Y en tiempos tan recientes como el año 2009, la expectativa de vida para alguien con fibrosis cística era "alrededor de los 35".[2]

Ahora, en sus cincuenta y pico de años, con dos hijos propios, John Sackett es el Director Ejecutivo del Avista Adventist Hospital en Louisville, Colorado. Él vive su pasión por la salud y por la sanación cada día en su vida y en su liderazgo. Es posible que sea la persona con fibrosis cística de mayor edad, pero él no quiere saberlo, pues ese dato en sí sugiere limitaciones. Él no se enfoca en las limitaciones.

"Me esfuerzo por estar totalmente entregado a la alegría", dice John. ¡Éste es el espíritu de una persona de un 100 Saludable! La vida llena de amor vale la pena ser vivida. Cuando ésta es su realidad, usted va en pos de la salud como el medio de extender la alegría de vivir. ¡Es por eso que quiero llegar a los 100!

La pregunta es ¿cómo? ¿Cómo puedo vivir lo más posible mientras me mantengo lo más joven posible? ¿Cómo puedo aplicar los secretos de John a mi vida? ¡Bienvenido a los ocho secretos de un 100 Saludable y a las historias de la gente que los viven! A lo largo de este libro usted será inspirado por los héroes de la salud, quienes demuestran cómo vivir la "vida al máximo".

> Como yo lo veo, cada día hace una de las dos cosas:
> forja la salud o genera la muerte en usted.
> — Adelle Davis

Conocerá a Rosemary, quién perdió casi la mitad de su peso corporal, *ciento cuarenta libras* para ser exacto, y se mantiene en ese peso gracias a un cambio en su estilo de vida que incluye una mejor dieta, más ejercicio, y un compromiso interior a vivir la "vida al máximo".

Conocerá a Brian, cuyo encuentro cercano con la muerte causado por una enfermedad cardíaca lo obligó a un cambio radical, incluyendo cambios en su dieta, cambios en sus actitudes, entender su propósito en la vida y un compromiso de por vida de aprender a vivir saludablemente.

Conocerá a Gladys, quien a los noventa y dos años se convirtió en la mujer de edad más avanzada en terminar un maratón oficial.

Conocerá las tres generaciones de la familia Houmann, determinados a pasar un legado de salud y generosidad a las generaciones futuras.

Aunque es posible que usted no comparta exactamente las mismas situaciones, desafíos, limitaciones, habilidades o incapacidades de estas personas, usted sí comparte la misma oportunidad: vivir la "vida al máximo". Usted será inspirado por sus historias y conocerá los principios de salud que ellos practican. Y usted será retado a implementar su propio plan para un 100 Saludable.

2

¿Por Qué Querría yo Llegar a los 100 Años de Edad?

Superando las barreras hacia un 100 saludable

"¡YO NO QUIERO LLEGAR A LOS 100!" LAS fuertes palabras del doctor me cogieron desprevenido. Yo había pedido una cita con este médico altamente respetado para entrevistarlo sobre los secretos de la longevidad. Cuando le expliqué que estaba escribiendo un libro que alentaba a la gente a imaginarse vivir hasta llegar a un 100 Saludable, su respuesta fue inmediata y cargada de emoción. Tuve que indagar más profundamente. "¿Por qué no quiere llegar a los 100 años de edad?"

"No creo que sería capaz de disfrutar la vida. No estoy esperando ansiosamente a retirarme, mucho menos a llegar a los cien." Esto despertó mi interés mientras notaba el rígido lenguaje corporal del miedo que impregnaba a este médico de mediana edad. Me incliné queriendo escuchar y entender más.

"Cuénteme por qué se inquieta cuando habla de su retiro", le pregunté.

Él doctor se reclinó, entrelazando sus manos, y me miró. Me di cuenta de que esta interrupción de diez minutos entre las consultas estaba a punto de extenderse a una zambullida de treinta minutos en el corazón de una persona que había excedido todas las expectativas. Comenzó abordando uno de los estereotipos primordiales de la jubilación. "Bueno, usted sabe, me encanta el golf, y probablemente no me importaría jugar más seguido. Pero el golf nunca podría reemplazar la realización que siento al cuidar de mis pacientes. Mi mayor momento de satisfacción personal sucede cuando estoy trabajando en un caso complicado que requiere toda mi concentración. Todo mi ser se involucra cuando intervengo en un proceso que podría resolver los problemas de vida o muerte de mi paciente. ¿Sabe lo que se siente tener pacientes que tanto ellos como sus familias se encomiendan bajo su cuidado? Es emocionante y al mismo tiempo me da una lección de humildad. Pero, aún más importante, ¿sabe lo que es hacer una diferencia en su salud hoy y brindarles un futuro al proveerles una recuperación completa?" preguntó.

> De todas las profecías autocumplidas de nuestra cultura, la suposición de que envejecer significa deterioro y mala salud es probablemente la más mortal.
>
> — *Marilyn Ferguson*

"Todo el entrenamiento e investigación que he realizado se combinan con años de experiencia para prepararme para este momento. Estoy totalmente absorto en el proceso de sanación. Es en ese momento que me siento más cerca de Dios y más significativo para las personas. Para mí, ¡esto es adoración! Y me temo que en unos pocos años perderé la habilidad de realizar estos procedimientos y correré el riesgo de perder esta profunda satisfacción que encuentro en mi vida y en mi trabajo. ¡En realidad, no sé si alguna vez seré capaz de encontrar algo tan gratificante cuando envejezca, y es por eso que no quiero llegar a los 100!"

La naturaleza de la entrevista había cambiado. Ya no era más acerca de la ciencia del envejecimiento, ahora se trataba de la intensidad de vivir la "vida al máximo". En efecto, estábamos hablando de la esencia de la vida, y la honestidad del médico nos sorprendió a ambos. Me recliné y respiré profundo.

"¿Entonces el mayor de sus miedos es la pérdida de significado?" pregunté.

"Absolutamente," respondió con la firmeza característica de un cirujano.

"¿Se siente amenazado de que tendrá que bajar el nivel de su gratificación y perder su pasión por la vida?" le pregunté.

"¡Sin lugar a dudas!"

"Finalmente, ¿sus colegas retirados demuestran estas opciones de jubilación, confirmando esta sentencia de muerte de pérdida de importancia?" pregunté.

"¡Exacto! No puedo imaginarme que una jubilación llena de tiempo libre proporcione un verdadero sentido de propósito. ¡En lo más mínimo!" respondió.

"¿No se imagina alguna otra cosa que le apasione que pueda proporcionarle ese mismo sentido de importancia que usted experimenta ahora? Y usted seguramente no querrá simplemente sumarse a los buenos ancianos y sentarse a hablar de aquellos buenos tiempos, ¿verdad?" continué.

"¡No si puedo hacer algo mejor!" exclamó.

"Entonces, si usted pudiera encontrar a su edad algo que le apasionara, algo que lo cautivara y que saque lo mejor de su ser... ¿le gustaría llegar a los 100?" En ese momento, irrumpió un golpe en la puerta de la sala de conferencias. "Adelante", dijo el cirujano.

Una enfermera asomó su cabeza en el cuarto. "Discúlpeme, doctor. He estado tratando de comunicarme con usted por medio del localizador. El equipo está listo y está esperando para comenzar con el siguiente caso."

"Lo lamento, debo irme. Este es un caso crítico", me dijo el doctor. Un tono de anticipación llenó su voz, y apresuró sus pasos, alejándose del cuarto. Su sentido de importancia fue acentuado por la práctica de protocolos que comenzó mientras la enfermera lo acompañaba por el pasillo. Su gran concentración me decía que estaba en la "zona"—el lugar donde cada persona está en plenitud de sus facultades.

Mientras permanecí sentado en la sala de conferencias, la objeción del doctor hacía eco en las paredes, amplificado por una cacofonía de objeciones que otras personas habían expresado cuando les hablé de imaginar un 100 Saludable. Me di cuenta de que no podía ignorar aquellas barreras que obstaculizan el comienzo de la jornada.

Así que permítanme agregar otras tres objeciones antes de compartir mis conclusiones de la historia del doctor. Casi todos comenzaron con esta frase en común: *El 100 Saludable no funcionará para mí porque* ...

- **¡Tengo malos genes!** ¿Siente como que le han repartido unas cartas genéticas que son imposibles de superar? Ya ha conocido a John, uno de mis héroes de salud, quien mantiene su vista en el 100 Saludable a pesar de la fibrosis cística, y cuya vida es un ejemplo de cómo superar las limitaciones genéticas.

- **¡Tengo una enfermedad que limita mi salud!** Quizás usted ya tenga una enfermedad que le impide gozar de la salud y simplemente tiene la esperanza de poder sobrevivir este año. No puede imaginarse una expectativa de vida extensa. Si es así, usted necesita leer la historia de Sheila en el capítulo titulado Objtividad en la vida. A la edad de cuarenta años, a Sheila le diagnosticaron cáncer de mama, estadio tres. Aprenda cuál fue la pregunta que revolucionó su manera de pensar y ahora su vida tomó una trayectoria completamente diferente. Sheila emprendió un recorrido poco probable que lo inspirará a hacer lo mismo. Ella le mostrará cómo pedir prestada la esperanza de otros cuando usted tema tener esperanza. Cada vez que leo su historia me lleno de valor y quedo inspirado por su pregunta.

- **¡Soy demasiado viejo para comenzar ahora!** En el capítulo titulado Actividad, usted conocerá a Gladys, quien terminó un maratón a los noventa y dos años de edad. El obsequio de Gladys para inspirar a otros no es sólo el ejercicio y la aventura. Ella también se brinda a los demás ayudando a aquellos que lo necesitan y alienta a otros a hacer lo mismo. En su historia usted conocerá su motivación secreta y los inesperados resultados que ella alcanzó.

LA PREGUNTA CENTRAL

Volvamos a mi encuentro con el médico. Mientras miraba al doctor desaparecer en el pasillo, me di cuenta de que él había articulado la pregunta central que debe ser respondida para poder alcanzar un estilo de vida 100 Saludable:

"¿Por qué quiere llegar a un 100 Saludable?"

La aflicción que él más teme es algo que tal vez todos nosotros compartimos— la disminución de significado en la vida. He llegado a la conclusión de que el aspecto más amenazador de envejecer no es reducir la velocidad sino insensibilizarnos. Es perder el sentido de contribuir a algo importante o aportar algo que pudiera cambiar el mundo. Es experimentar una disminución del entusiasmo por la vida cuando usted deja de hacer todo aquello que es profundamente significativo.

Para abordar este miedo e inspirarlo a imaginarse un 100 Saludable, me doy cuenta de que este libro debe ir mucho más allá de las dietas, el control de peso y el ejercicio. El mismo debe proporcionarle un modelo de estilo de vida que involucre su cuerpo, su mente, y su espíritu. Debe abordar tanto la ciencia como la trascendencia.

Debe responder la pregunta del doctor: *¿Por qué querría yo llegar a los 100?*

Debe ser capaz de proveerle un modelo del por qué y cómo llegar a los 100. Es mi deseo presentarle a los "Passionaries" por la vida, a quienes he tenido la oportunidad de conocer. Son personas que han encontrado su propósito en la vida. Están llenos de un sentido de misión, de una visión clara de cómo pueden lograr una diferencia, y de una pasión de ir en pos de eso. Eso describe a los Passionaries.[3] Tener un sentido de propósito que trasciende el tiempo es la clave. Mi temor no es que usted muera antes de que sea su tiempo, sino que viva sin un sentido de significado. Yo no hubiera podido escribir este libro sin encontrar un propósito que trascendiera el tiempo— uno que mi esposa Mary Lou y yo pudiéramos compartir...uno que dejara un legado de salud y felicidad para nuestros hijos.

Creo que el único legado mayor que el regalo de la salud es el regalo del amor. *Los 8 Secretos de un 100 Saludable* le ayudarán a dejar el legado de ambos regalos. Pero la siguiente pregunta es, ¿de dónde provienen estos secretos? ¿Qué son? Y ¿por qué son más convincentes que otros secretos para llegar hasta los 100?

UN 100 SALUDABLE

3

LO QUE USTED PUEDE APRENDER DE LAS ESTRELLAS DE LA LONGEVIDAD

El origen de los 8 secretos

EL TELÉFONO SONÓ—MI ASISTENTE ANUNCIÓ que era *Disney Development*. Yo sabía que esa era la llamada que había estado esperando. Levanté el teléfono y escuché, "¡Felicitaciones! El Florida Hospital ha sido seleccionado para ser el proveedor de servicios médicos para la nueva ciudad de Disney, Celebration". Las palabras que había deseado escuchar durante el pasado año resonaron en mis oídos mientras que la emoción me abrumaba. Un año de planificación creativa y oración por parte de un equipo élite de líderes de la salud fue recompensado. ¡Nuestra propuesta había sido elegida!

La ciudad de Celebration fue diseñada para cumplir el sueño original de Walt Disney llamado EPCOT, por sus siglas en inglés (El Prototipo Experimental de la Comunidad del Mañana). Michael Eisner, el CEO en ese momento, había comisionado una planificación extensa y una iniciativa de investigación que incluía la participación de arquitectos reconocidos mundialmente, planificadores comunitarios, y los renombrados "Imagineers" de Disney para diseñar la "Nueva ciudad natal de los Estados Unidos".

El Florida Hospital fue invitado, junto a otras organizaciones líderes en la salud a nivel nacional, a presentar una propuesta para crear la "ciudad más saludable en los Estados Unidos". Nuestra visión de la salud estaba resumida en una oración, *"Nuestro objetivo es crear la ciudad más saludable de los Estados Unidos, basado en los secretos de las personas más saludables de los Estados Unidos." El equipo se centró en responder a una pregunta vital: ¿Cuáles son las claves para fomentar la salud en el siglo veintiuno?* Una vez que fuimos elegidos, sentí el impulso de pedirle al equipo Disney que compartiera conmigo las razones principales que los llevaron a elegir nuestra propuesta. A modo de respuesta, ellos me refirieron a uno de los expertos que recomendó nuestra propuesta, el Dr. Ken Pelletier. En aquel tiempo, el Dr. Pelletier era un renombrado experto en la salud y en el bienestar quien trabajaba para la Universidad de Stanford. Luego de haber escuchado sus perspectivas, concluí que el Dr. Pelletier recomendó nuestra propuesta porque:

1. Los adventistas escribieron el libro acerca de la salud y bienestar modernos. Su sistema de salud fue fundado en 1866 con la misión de mejorar la salud en los Estados Unidos.

2. Los Institutos Nacionales de Salud (NIH, por sus siglas en inglés) financiaron la investigación. En 1958 el NIH comenzó a financiar investigaciones acerca del estilo de vida adventista. La investigación demostró que este estilo de vida genera una vida más larga y saludable.

3. Este estudio ha sido replicado con poblaciones adventistas alrededor del mundo, generando similares beneficios de salud.

Por éstas y otras razones, el Dr. Pelletier apoyó la recomendación de que se debía elegir al Florida Hospital como el mejor socio para ayudar a los ciudadanos de Celebration a alcanzar su potencial máximo de salud.

¿Por qué este estudio longitudinal recién mencionado es tan significativo? El Estudio de la Salud Adventista ha existido por más de cincuenta años y ha continuado agregando nuevos temas. Los resultados han demostrado que los beneficios de este estilo de vida no están limitados a un grupo específico religioso o étnico y pueden aplicarse a todas las razas, géneros y culturas. Dados estos factores, pienso que al examinar *los 8 Secretos de un 100 Saludable*, comprobará que éstos pueden ayudarle a usted también a alcanzar su potencial de salud.

¿CÓMO HAREMOS HISTORIA?

Después de haber sido seleccionados, nuestro próximo paso era comenzar el trabajo de diseñar la "ciudad más saludable del mundo". Los "Imagineers" de Disney son conocidos por hacer cosas mágicas y que cambian al mundo. Ellos nos retaron a hacer lo mismo mientras planeábamos un hospital que pudiera ofrecer excelencia tanto en la salud como en la sanación. Nuestra creatividad remontó vuelo mientras nos enfocamos en responder a una pregunta vital: *¿Cuáles son las claves para mejorar la salud en el siglo veintiuno?* Concluimos que la respuesta más convincente se encontraría al combinar lo mejor del pasado con las oportunidades del futuro.

> Si usted me preguntara cuál es la clave más importante para la longevidad, yo le diría que es evitar la preocupación, el estrés y la tensión. Y si no me lo preguntara, aún tendría que decírselo.
>
> *— George Burns, quién llegó a los 100*

Para definir las oportunidades del futuro, invitamos a un grupo de futuristas de salud y luminarios de alrededor del mundo a unirse a nuestro equipo para un simposio de tres días de planificación del futuro de la salud. Un evento de esta trascendencia debía ser convocado en el *Magic Kingdom*-ya que era un ambiente que estimulaba ideas. El momento era el correcto, y se programó para que Celebration fuera inaugurada justo cuatro años antes del amanecer del siglo veintiuno. Si bien los líderes de opinión de varios países compartieron sus esperanzas de que Celebration se convirtiera en un modelo de la salud, también expresaron una gran preocupación de que la combinación de estilos de vida no saludables, enfermedades crónicas, y el envejecimiento resultaría hundiendo al mundo en una crisis de salud. Se necesitaban nuevas maneras de mejorar los procesos de sanación y de inspirar la salud. Teníamos la oportunidad de crear un modelo para el mundo. El simposio tenía el reto de establecer la esperanza en cuanto a la salud y evitar una inminente crisis de enfermedad. Estas fuerzas duales crearon una urgencia que produjo tres días intensos de visualizar el futuro. Las soluciones asombrosas para crear el hospital del futuro fueron registradas en forma de historia e ilustradas por un diseñador gráfico en carteles publicitarios de papel de 4' x 8' y resumidas en un folleto de 30 páginas que inició nuestro recorrido para hacer historia.

LO MEJOR DEL PASADO

Para extraer el rico legado de salud de nuestro pasado, regresamos a los documentos que contienen la base de la filosofía de la Salud Adventista—un recorrido emocionante. Pienso que usted llegará a la conclusión de que dichos documentos son fascinantes.

En el año 1866, en Battle Creek, Michigan, el Sistema de Salud Adventista fue establecido con estas palabras, "La manera adecuada de evitar la enfermedad o de recuperarse de la misma es adoptando hábitos de vida correctos. Prometemos solemnemente vivir en conformidad con estos principios y haremos nuestro mayor esfuerzo para grabar en otros su importancia".[4]

Este llamado a la *medicina basada en el estilo de vida"* y fundada en principios científicos fue apoyado por dos visionarios de la salud, Elena y Jaime White. La pasión de Jaime por esta misión se basaba en su experiencia personal. Una serie de pequeños derrames cerebrales incapacitaron a White a sus treinta y pico de años, y éste se vio forzado a pedir una licencia para ausentarse de su rol como presidente de la Iglesia Adventista del Séptimo Día. Su esposa lo llevó a los doctores de aquellos tiempos, quienes le ofrecieron como solución tratamientos de sangrado, sangrado con sanguijuelas y drogas como la solución para curarse. Ella se negó a estos tratamientos, siguiendo su visión de salud basada en los remedios naturales tales como el ejercicio, el aire puro, la luz del sol, el agua y una dieta vegetariana. Mediante la dedicación y el cuidado de su esposa, sumados al esfuerzo de médicos que practicaban estos principios, Jaime White pudo recuperar su salud en el transcurso de dieciocho meses.

En vez de retornar a su rol de presidente de la iglesia, Jaime White se dedicó a lanzar un ministerio de salud. Él motivó a la joven iglesia a adoptar el concepto de salud como uno de los beneficios centrales de la vida cristiana. Los White adoptaron la misión de salud con la convicción de que los Estados Unidos necesitaban desesperadamente una reforma de salud basada en el plan de Dios de una vida natural integrada a la medicina moderna. Por lo tanto, la primera institución médica basada en esta filosofía recibió el nombre de recibió el nombre de *Western Health Reform Institute*, la cual fue inaugurada en junio de 1866. Las ideas de salud y sanación fueron adoptadas rápidamente y, más tarde, la institución llegó a ser conocida como el Hospital y Sanatorio de Battle Creek.

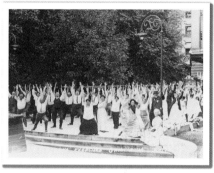

Clase de ejercicio y respiración fuera del Sanatorio de Battle [La foto es una cortesía de la biblioteca Willard - Battle Creek, Michigan]

Para asegurarse de que el movimiento fuera fundado sobre ciencia médica sólida, los White alentaron a varios jóvenes para que se dedicaran a la medicina. Ellos personalmente patrocinaron a John Harvey Kellogg, un joven prometedor quien luego fue el médico que dirigió este movimiento de reforma de la salud. John adoptó completamente la visión de la salud de Elena White y se dispuso a lograr que la misma avanzara. El impacto de su liderazgo en la salud y el bienestar fue presentado en una edición reciente de la revista llamada en inglés *Journal of the American Medical Association*:

Kellogg fue, sin lugar a dudas, uno de los médicos más famosos en los Estados Unidos... Durante su celebrada carrera, cientos de miles de personas con enfermedades graves, desde cáncer y enfermedades cardíacas a úlceras gástricas y trastornos digestivos debilitantes exigían los tratamientos de Kellogg, los cuales combinaban la medicina moderna, la cirugía y la microbiología con una mezcla ecléctica de hidropatía, vegetarianismo, ejercicio, y edificación espiritual." Luminarias, como John D. Rockefeller Jr.... Thomas Edison y Henry Ford eran algunas de las personas que buscaban tratamiento siempre que necesitaban una puesta a punto, una afinación o recargar sus energías del estrés del gigantismo industrial;

Amelia Earhart, antes de sus importantes vuelos; Warren G. Harding, antes de embarcar en su candidatura presidencial; y Booker T. Washington y Sojourner Truth, para recibir atención médica para sus heridas en su lucha contra el racismo... Kellogg, un vegetariano antes de que dicho término fuera acuñado, desarrolló sus teorías dietéticas en protesta del estándar de esa época de contenidos grasos, carnes saladas, y comidas fritas. Uno de los libros más populares de Kellogg, Tabaquismo, fue publicado en 1922 y es considerado por varios historiadores médicos como el primer texto popular alertando a los estadounidenses de los peligros de fumar tabaco...En su época, Kellogg era el rey industrial del bienestar.[5]

Los médicos y las enfermeras entrenados en Battle Creek lanzaron un movimiento de salud que dio origen a muchos de los quinientos hospitales y clínicas adventistas que hay a lo largo del mundo en la actualidad. Fue tal el impacto de este movimiento que Battle Creek comenzó a ser conocida como la "Ciudad de la Salud".

¡La Ciudad de la Salud! Eso era exactamente lo que queríamos para Celebration...lograr que fuera reconocida como una meca de la salud que atrajo personas de alrededor del mundo. Nuestro equipo se propuso entender las claves para desarrollar una ciudad con una cultura de salud.

Descubrimos que muchos de los beneficios de salud que disfrutamos hoy se pueden atribuir a este movimiento de reforma de la salud. Por ejemplo, el Dr. Kellogg consideraba que la clave para la salud era una nutrición apropiada, y se dedicó a mejorar las elecciones de alimentos en los Estados Unidos.

Muchos de sus pacientes sufrían de enfermedades mortales digestivas y cardíacas, y él le atribuyó el origen de este problema al desayuno estadounidense poco saludable y de alto contenido en grasas. Su primera solución nutricional fue la granola. Fabricada en las cocinas experimentales del sanatorio, se volvió algo muy popular. Pero fue el invento del Dr. Kellogg de los copos de maíz lo que verdaderamente dio origen a la industria del cereal. El hermano del Dr. Kellogg, W. K. (Will Keith) Kellogg, tuvo la visión y la perspicacia comercial de popularizar la marca de cereal Kellogg's alrededor del mundo, y hoy todavía sigue siendo un líder global. Si usted es como yo, se está beneficiando de esta reforma con respecto al desayuno.

Los avances de la salud no se limitaron sólo al cereal sino que se extendieron a la mantequilla de maní, a la leche de soja y a los sustitutos de la carne. Éstos fueron más allá de la nutrición a aparatos de ejercicio, incluyendo la máquina de remos, la bicicleta fija, los aparatos de pesas, el caballo mecánico y el dinamómetro— una máquina diseñada para medir la fuerza muscular, que debido a su gran valor fue adoptada por el ejército militar. El programa avanzó hasta incluir ejercicios aeróbicos y llegó a ser, en conjunto con Columbia Records, el primero en añadir música al ejercicio; el régimen también incluía respiración apropiada e instrucción acerca de la postura. Battle Creek ofrecía una variedad de servicios de spa que incluía terapia de masajes, pérdida de peso, y más de doscientas clases de baños.

LOS 8 SECRETOS

Armados con la historia de la Ciudad de la Salud, estábamos listos para comenzar el plan de salud para Celebration y diseñar el hospital del futuro. El arquitecto líder de Celebration, Robert A. M. Stern, decano de la Escuela de Arquitectura de Yale, nos desafió a que capturáramos los secretos de Battle Creek de una vida saludable en unos pocos conceptos claves para poder basar la arquitectura del edificio en la temática. Él explicó que los edificios más poderosos son aquellos que son diseñados con base en una temática que captura la filosofía central de la misión de la organización. El equipo del Florida Hospital comenzó el proceso de resumir la rica historia y los principios de salud de nuestro pasado.

Pronto fue evidente que los conceptos esenciales de nuestros pioneros podían ser trazados hasta una fuente - la historia bíblica de la creación. Una y otra vez, estos reformadores de la salud basaron sus consejos en el modelo de vida representado en el Jardín del Edén – desde una dieta vegetariana, agua pura, actividad física, una vida con acceso al aire puro, sin humo ni drogas, hasta un día de la semana apartado para pasar tiempo con Dios y con la familia. Ellos tenían la convicción de que esta historia del Edén contenía el modelo original de salud, y se propusieron traducirla en un estilo de vida. Otra perspectiva de la creación que fue fundamental en la filosofía de los pioneros era la convicción de que la salud verdadera dependía de la vitalidad del cuerpo, la mente y el espíritu. La mente y el espíritu tienen una profunda influencia en fomentar la salud o la enfermedad. Por lo tanto, es crítico adoptar una visión de salud integral, es decir, considerando todos los aspectos de la persona.

> La salud no es simplemente la ausencia de enfermedad.
> — Hannah Green

Finalmente, nuestro equipo de diseñadores de salud dedicó horas de investigación resumiendo los principios de salud en la historia de la creación. El resultado fueron ocho principios de salud tomados de los siete días de la creación que resumían los elementos principales de la filosofía adventista. Estos ocho principios están expresados con un acrónimo que forma la palabra CREACIÓN. Ellos forman los ocho secretos de un 100 saludable.

C — **Capacidad de elección:** El primer paso hacia una salud mejor es hacer elecciones consistentes y saludables, las cuales se transforman en hábitos y finalmente conducen a un mejor estilo de vida.

R — **Reposo:** Más aún que tener una buena noche de reposo, el descanso curativo significa dedicar tiempo en su día para relajarse y tomar un día a la semana para restauración.

E — **Entorno (Medio ambiente):** Fuimos creados para un jardín, pero vivimos en una jungla. El medio ambiente es el espacio externo que afecta lo que sucede adentro de nosotros.

A — **Actividad:** Existen tres clases de actividad física y tres dimensiones en la actividad física. Combínelas, y estará encaminado a una salud óptima.

C — **Confianza:** Nuestra fe, creencias, y esperanzas afectan nuestra salud. Una relación de confianza con el Creador empodera y enriquece cada aspecto de la vida.

I   **Interrelaciones personales:** Las relaciones positivas contribuyen a una buena salud, mientras que las relaciones dañinas pueden destruirla. Así que procure brindar y recibir amor incondicional.

Ó   **Objetividad en la vida:** La objetividad no sólo le agrega color a su visión de la vida, sino que investigaciones sugieren que la actitud puede influenciar su salud e incluso impactar el avance de las enfermedades.

N   **Nutrición:** El alimento es el combustible que impulsa todo su sistema. Aliméntese para tener energía, coma para tener claridad mental, coma para tener longevidad. Después de todo, su salud vale la pena.

¿SON LOS 8 SECRETOS MI MAYOR ESPERANZA PARA UN FUTURO SALUDABLE?

En el año 2005, el especialista en investigaciones de la longevidad, Dan Buettner, fue designado por la *National Geographic* para identificar y estudiar a las personas más saludables del mundo y producir una edición especial titulada "Los Secretos de la Longevidad". Buettner concluyó que existen varias poblaciones alrededor del mundo que tienen la expectativa de vida más larga. Los ganadores fueron: los habitantes de Cerdeña en Italia, los habitantes de Okinawa en Japón y los Adventistas del Séptimo Día en Loma Linda. Él apodó a los adventistas "Las Estrellas de la Longevidad" de los Estados Unidos puesto que ellos viven más que el estadounidense promedio (un promedio de once años más) y son los que tienen más personas que llegan a los cien años que cualquier otro estilo de vida estadounidense. ¡Esas son buenas noticias! Al aplicar estos ocho secretos de salud a su vida, usted también puede convertirse en una Estrella de la Longevidad. Pero esto no termina aquí. Considero que esto va mucho más allá de sólo alargar la expectativa de vida de setenta y ocho a ochenta y nueve años. Éste es el logro de todas las estrellas de la longevidad del pasado. Creo que estos ocho secretos son una brújula para trazar un estilo de vida que derribe la barrera de la edad - el número mágico es cien. Lo invito a unírseme en cruzar la frontera de una vida saludable a cien años. Podemos ir más allá de ser "Las Estrellas de la Longevidad" y convertirnos en "Campeones de la Salud". ¡Juntos podemos lanzar un movimiento que conduzca a una reforma de salud en el siglo veintiuno!

| Pasos hacia el éxito |

- **Compárese con todas las Estrellas de la Longevidad** – Visite Healthy100.org en la web y use la máquina de calcular la longevidad (longevity calculator). Esto le dará un punto de partida para entender mejor el futuro de su salud si continúa con su estilo de vida actual.

- **Análisis** – Haga un análisis comparativo de los resultados entre su puntaje de longevidad y el puntaje de las Estrellas de la Longevidad. Es decir, note la diferencia—si hay alguna—entre dónde se encuentra usted y dónde quisiera estar. Hágase miembro de 100 Saludable (Healthy100) y reciba apoyo adicional para mejorar su salud.

- **Aprenda** – Estudie los ocho principios de una vida saludable puestos en práctica por las Estrellas de la Longevidad. Estos principios pueden ser recordados fácilmente por el acrónimo CREACIÓN. Usted puede aprender estos principios leyendo este libro o visitando CreationHealth.com en la web, donde también encontrará información sobre nuestros seminarios llamados "CREATION Health®".

- **Planee** – Desarrolle su propio plan basado en los principios de Salud CREACIÓN. Su plan incluirá áreas en las cuales usted puede hacer elecciones más positivas con respecto a su estilo de vida para poder cambiar su salud futura. Con este nuevo plan usted estará encaminado a imaginar un 100 Saludable.

UN 100 SALUDABLE

4

CAPACIDAD DE ELECCIÓN

Primero definimos nuestras elecciones, luego las elecciones nos definen a nosotros

"DESTINO, POR FAVOR", ME ORDENÓ LA VOZ DEL GPS mientras acomodaba mi carpeta de papeles buscando la ubicación de la conferencia en la cual iba a hablar. Segundos después, la voz repitió "Destino, por favor". Esta vez el GPS proporcionó instrucciones de cómo añadir información. Luego de varios intentos, finalmente encontré la dirección, incluí el destino y salí del estacionamiento de autos rentados. Entonces, un torrente de indicaciones de navegación comenzó a fluir al mismo tiempo que mi teléfono celular comenzó a sonar con una llamada de la oficina.

Ahora tenía dos voces a las cuales debía prestar atención y, como resultado, pasé mi salida de la autopista. Frustrado por el temor de perderme, colgué el celular y escuché el comentario de la voz del GPS, "Volviendo a calcular la ruta". Momentos después, las instrucciones del navegador me regresaron al camino correcto.

La vida tiene algo en común con este aparato conocido como GPS. Para lograr un resultado óptimo usted tiene que haber elegido un destino. Esta es la primera elección que usted hace y la más significativa. Si estuviera sentado frente a usted ahora, le pediría que me hablara de su destino, su propósito, o su llamado o vocación.

Para Patrick Henry fue la libertad, para Martin Luther King Jr. también fue la libertad y la igualdad; para la Madre Teresa fue curar a los leprosos; para Linda Starnes es ayudar a los niños impedidos; y para Penny Jones es amar a los niños que necesitan la protección de un padre tutelar. ¿Ha encontrado usted su propósito personal, su llamado o vocación?

Aristóteles sugiere un lugar dónde buscarlo: "Donde sus talentos y las necesidades del mundo se cruzan, allí está vuestra vocación." ¿Se encuentra usted en ese punto de transición donde la vida ha cambiado y el destino necesita ser reajustado?

EL PODER DE LA ELECCIÓN

"¿Ha oído acerca de Rosemary?" Parecía que en todos los lugares a los que iba, la gente quería contarme la historia de esta administradora de casos de asistencia médica que había experimentado una sorprendente transformación en su salud. Desde Dave, mi entrenador, hasta Doug, su instructor – el rumor era global y el mensaje simple, "Tiene que conocer a Rosemary". Así que programé un tiempo para escuchar su historia, e inmediatamente supe que tenía que compartir esa historia con usted, en sus propias palabras:

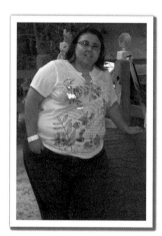

Rosemary antes de su cambio de estilo de vida de "Un 100 Saludable"

No puedo recordar ningún momento en el que no estuviera sobrepeso. En el cuarto grado, se me pidió que tuviera un examen médico de rutina en la escuela, y luego de que me pusieran en la balanza, fui clasificada como obesa. Eso era lo que yo anticipaba, porque provengo de una familia de personas con sobrepeso. Con el pasar del tiempo, mientras continuaba aumentando de peso, me rendí ante la idea de que era una víctima del "gen de la obesidad" y que la obesidad era mi destino. Entonces esa profecía auto-cumplida se hizo realidad, y continué aumentando libras hasta que la aguja de la balanza llegó hasta doscientas ochenta y cinco libras— lo cual equivale a cincuenta y siete libras por cada pie de estatura (mido cinco pies de estatura).

Como trabajadora en el campo de la salud, estaba consciente de los riesgos de la obesidad, pero para decirlo de una manera sencilla, no encontré nada que detuviera mi rumbo firme hacia una mala salud en el futuro. Había intentado hacer ejercicio y dieta pero todo fue en vano. Sin embargo, la visita a mis familiares en Colombia me hizo ver la realidad. Primero, vi un patrón de salud diferente — la mayoría de ellos no eran obesos, y algunos tenían un estado físico ejemplar.

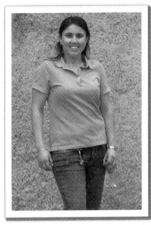

Rosemary después de su cambio de estilo de vida de "Un 100 Saludable"

Segundo, me confrontaron con la realidad de que debía hacer algo para perder peso. Durante mi estadía, diferentes miembros de mi familia me hablaron de cuán obesa me estaba poniendo y me motivaron a que perdiera peso.

Cuando regresé a mi casa, fui al doctor y le pregunté si era una buena candidata para una cirugía bariátrica. Luego de unos pocos meses, la compañía de seguro aprobó mi cirugía. Estaba segura de que esta era la única manera de lidiar con mi predisposición genética. Con el objetivo de prepararme para la cirugía, debía perder veinte libras, y esto es lo que me indujo a convertirme en un miembro del "Celebration Health Fitness Center".

Doug Parra, el fisiólogo de ejercicio y ex jugador de balompié quien da clases en el programa de entrenamiento, conocido por su nombre en inglés como Mind, Body Wellness Camp (Campo de Entrenamiento para la Mente y el Bienestar del cuerpo), me motivó a probar este programa, y para mi sorpresa, comencé a perder peso. Durante el primer mes, perdí veinte libras, y Doug me animó a posponer mi cirugía por un mes y ver si la pérdida de peso continuaba. Así lo hice y las libras continuaron desapareciendo. La clave fue una transformación "por elección propia". La manera en que me hablaba a mí misma cambió, y comencé a imaginarme que podría lograr tener un peso saludable. Mi espíritu se llenó de esperanza. Mis amigos fueron esenciales, *ya que me acompañaban a las clases y me animaban cada día. Mis elecciones en cuanto a la comida cambiaron y transformaron mi alacena. Mi patrón de ejercicio dio un giro, desde una obligación temida a un hábito saludable que disfrutaba. Y la gente comenzó a notarlo — Ahora estaba libre de mis limitaciones genéticas imaginarias a una vida de obesidad. Me liberé de la idea de que la cirugía era mi única esperanza.*

Me he convertido en un modelo de la "Salud CREACIÓN" y esto ha cambiado mi vida. Doce meses después de comenzar este recorrido pesaba 145 libras. He perdido casi la mitad de mi peso. Hoy todavía peso 145. La elección es el poder liberador que me ha cambiado, y estoy segura de que puede hacer lo mismo por otros. ¿Mi meta de salud para el futuro? Imagino llegar a un 100 Saludable.

Una razón por la cual la historia de Rosemary es tan poderosa es que demuestra como ella tomó el control sobre su situación al ejercitar su poder de elección. Al principio, Rosemary vivía en un ciclo de frustración. Ni siquiera podía imaginarse perdiendo peso, por lo cual no tenía la motivación para enfocarse en la elección de comidas y el ejercicio. Una vez que practicó lo que para ella en ese tiempo no era natural, se desarrollaron nuevos hábitos y pudo visualizar su meta. Cuando ella finalmente fue capaz de imaginar su meta, tuvo la motivación de continuar haciendo elecciones saludables día a día. Sintió que estaba al control de su salud y se convirtió en una vencedora en vez de una víctima.

El poder de la elección, impulsado por una meta inspiradora, es lo que nos mueve hacia hábitos saludables. Ese poder es tan significativo que sería irrelevante hablarle acerca de estos hábitos de salud si usted estuviera controlado por el instinto y no tuviera la libertad de hacer sus propias elecciones.

LA ELECCIÓN Y EL DESTINO DE SU SALUD

Es vital que usted entienda cuánto sus elecciones diarias afectan el destino de su salud. Si bien los genes tienen una profunda influencia en algunas personas, en general, su poder de elección es tres veces más poderoso que la influencia de sus genes.[6] Quizás la vida le ha repartido unas malas cartas genéticas, pero estas cartas no constituyen toda su mano. Imagínese que está jugando un juego en el que doce cartas componen una mano. Debe conservar tres cartas—sin intercambios ni descartes—pero usted tiene la libertad de elegir qué quiere hacer con las otras nueve. Esto le daría a usted una gran libertad para determinar como armar una mano ganadora. El destino de su salud funciona de un modo similar. Cuanto más hayan limitado los genes su salud, más importante es hacer las mejores elecciones de salud posible.

> Recordar que pronto estaré muerto es la herramienta más importante que alguna vez haya encontrado para ayudarme a hacer aquellas grandes elecciones en la vida. Porque casi todo...se desvanece en los umbrales de la muerte, dejando sólo lo que es verdaderamente importante.
>
> — *Steve Jobs*

El fulcro es el punto donde el subibaja hace equilibrio. Si se mueve el fulcro, sólo un poco de peso en un extremo puede mover un gran peso en el otro extremo. Es una cuestión de efecto de palanca. Arquímedes dijo "Dadme una palanca lo suficientemente larga y un punto de apoyo para ubicarla y moveré el mundo". La elección es el fulcro o punto de apoyo con el cual usted puede dar palanca a una salud óptima. Día tras día y elección tras elección usted escribe su propio destino de salud. El primer principio para llegar a un 100 Saludable es hacer elecciones saludables. Esto tiene sus bases en la primera libertad que Dios dio a los seres humanos—la libertad de elección. El verdadero amor requiere libertad de elección. Es por esto que Dios hizo que la elección fuera la pieza central del Jardín del Edén. La historia de la creación destaca la importancia de elección con estas palabras, "En medio del jardín hizo crecer el árbol de la vida y también el árbol del conocimiento del bien y del mal" (Génesis 2:9). Desde el comienzo, la elección ha sido un componente clave de la vida. La elección no es sólo el primero de los 8 secretos de la Salud CREACIÓN, es la clave para practicar los siete restantes.

EL MITO DE LA IMPOTENCIA

Muchas personas creen el mito de que su salud está predeterminada genéticamente y que no hay mucho que ellos puedan hacer al respecto. Esto es algo así como una impotencia aprendida. No obstante, algunas investigaciones acerca de la ciencia del envejecimiento están desenmascarando este mito. El Dr. Kenneth Cooper de la Clínica Cooper señala, "La longevidad se basa alrededor de tres cuartos en el estilo de vida y un cuarto en los genes. Si usted puede controlar la manera en que vive, puede controlar la manera en que envejece".

El transcendental estudio de diez años conducido por la Fundación MacArthur destruyó los estereotipos del envejecimiento. Ahora sabemos que el 70 por ciento del envejecimiento físico y el 50 por ciento del envejecimiento mental están determinados por el estilo de vida...las elecciones que hacemos cada día. En vez de ser un proceso de constante deterioro, el envejecimiento puede ser un tiempo de crecimiento- físicamente, intelectualmente, socialmente, y espiritualmente. Esta investigación reciente sobre el envejecimiento indica que es posible vivir por muchos años sin incapacidades significativas si mantenemos nuestras habilidades físicas y mentales, reducimos nuestro riesgo de enfermedad y lesiones, y nos mantenemos productivos y comprometidos en la vida.[7]

> El mayor principio de crecimiento yace en la elección humana.
> — George Eliot

Tener una buena salud es tener buenos hábitos. Aristóteles enseñó, "Somos lo que hacemos repetidamente. La excelencia, entonces, no es un acto, sino un hábito". Los hábitos pueden esclavizarnos o liberarnos. Nathaniel Emmons, un prominente estadounidense del siglo diecisiete que vivió hasta los 95 años dijo, "El hábito es el mejor de los siervos o el peor de los amos. Los malos hábitos de salud nos estorban, nos esclavizan, y nos atrapan, impidiéndonos avanzar en nuestras vidas. Por otro lado, los buenos hábitos son nuestros mejores amigos. Los realizamos inconscientemente, por lo tanto nos conducen en la dirección correcta como un piloto automático, quedando libres para concentrarnos en otros cometidos provechosos".[8]

Entonces, ¿cómo podemos usted y yo intercambiar los malos hábitos de salud por buenos hábitos? Antes de que exploremos el proceso, me gustaría pedirle que escoja un mal hábito que le gustaría cambiar. ¿Ya lo tiene? Escríbalo en el espacio en blanco: _____.

De acuerdo, ahora cambiémoslo.

CÓMO CAMBIAR UN MAL HÁBITO

Un hábito es un patrón de comportamiento recurrente, a menudo inconsciente o automático, que es adquirido mediante la repetición frecuente. Entonces, ¿cómo puede cambiar algo que ha estado haciendo una y otra vez por un largo período de tiempo? Durante los últimos treinta y cinco años, he trabajado con personas para ayudarles a desarrollar hábitos saludables de por vida. Como resultado, he descubierto un proceso de transformación que me ha ayudado a mí y a muchos otros a contestar esta pregunta. Esta no es una "Estrategia Cenicienta" que logra un cambio instantáneo; es una "Estrategia Mariposa" que lo envuelve en un medio ambiente en el cual el "hábito oruga" que lo sujeta se transforma en un "hábito de mariposa" que lo eleva.

LOS CINCO PASOS PARA CAMBIAR UN HÁBITO

1. La ley de transformación

La Ley de Transformación describe la secuencia de desarrollar un hábito. En las Escrituras, el Apóstol Santiago revela la anatomía del hábito. Él afirma que un hábito es concebido con el deseo, crece con la imaginación, nace en la acción y madura en la repetición. (Ver Santiago 1:14-15). Los chinos expresaron esta ley en un proverbio: *"Siembra un pensamiento, cosecha una acción. Siembra una acción, cosecha un hábito. Siembra un hábito, cosecha un destino".* Todos hemos experimentado esta norma. Para mí, así es como funciona:

Estoy caminando por un centro comercial y de pronto el dulce olor de canela estimula mi deseo. Este poderoso aroma me lleva a fijar mis ojos en los rollos de canela recién horneados. Mi mente comienza con el proceso de negociación, intentando racionalizar mi consumo de esta delicia. *Quizás pueda ir al gimnasio esta noche y quemar las calorías extras, me digo a mí mismo.* Pero yo sé que las cosas no son así, entonces intento resistir la tentación. Intento pasar por la vitrina como si no estuviera interesado. Sin embargo, aunque mis pies se están moviendo, están disminuyendo la velocidad, y puedo sentir la influencia de aquel maravilloso aroma. Con un poco de conflicto, avanzo hacia el mostrador y ordeno—quizás hasta murmurando un comentario que me justifique como, "A duras penas me doy un gusto. ¡Me lo merezco!" Mientras me siento y tomo un bocado, dejo que la mezcla de canela, el rollo recién horneado, y la capa azucarada dancen en todas mis papilas gustativas. (Ahora ya conocen mi debilidad y cómo me descarrilo del tren de la salud.) ¿Se dio cuenta de la progresión por la cual pasé? Observemos esto más de cerca.

La clave para entender mi hábito de comer el rollo de canela es notar que involucró a toda mi persona. Comenzó con el cuerpo cuando me rodeó el aroma. Avanzó a la mente cuando racionalicé esta excepción. Culminó en el espíritu cuando imaginé la experiencia. Finalmente, di el paso para darme el gustazo sabiendo que no debía hacerlo.

Pero espere...una vez que usted entiende cómo funciona este proceso, puede usarse también para desarrollar buenos hábitos. No obstante, es importante saber que usted no puede crear un hábito que se adquiera simplemente aplicando la estrategia "del cuerpo". Es por eso que las dietas son tan ineficaces para la mayoría de las personas. Éstas tratan de forzar al cuerpo a hacer algo con lo cual la mente y el espíritu no están sincronizados.

Rosemary se dio cuenta de ese hecho y decidió no solamente hacer una dieta, sino también cambiar su estilo de vida. Su llamada de atención fue cuando el doctor le dijo que basado en su situación actual, ella no pasaría los sesenta años de edad. Usted no puede comenzar con lo que tiene que hacer a menos que haya determinado la razón por la cual necesita hacerlo. La razón de Rosemary era vivir una vida larga y saludable. Ella se propuso descubrir cómo podría hacer eso y eligió los ocho secretos de un 100 Saludable.

2. *La práctica de la sustitución*

La manera en que Rosemary venció cada uno de sus malos hábitos de salud fue sustituyendo cada uno por un buen hábito. ¿Qué nuevo hábito le gustaría desarrollar en lugar de su actual hábito perjudicial? Para tener éxito, su nuevo hábito debe ser algo que usted quiera más que el hábito viejo. La mayoría de las personas fracasan en implementar esta ley poderosa. En lugar de eso, adoptan una práctica de sustracción en lugar de sustitución. Se enfocan en abandonar un hábito viejo en vez de enfocarse en comenzar uno nuevo. Más tarde se preguntan por qué siempre vuelven a su comportamiento anterior. El Dr. Lucas registra la frustración de esta estrategia en Lucas 11:24-26. Allí describe cómo el método de la sustracción puede dejarlo peor que antes de haber comenzado. Es justamente este error que conduce a tantas personas al fracaso.

> El hábito es el mejor de los siervos o el peor de los amos.
> — *Nathanael Emmons*

La terapia de reversión de hábitos, desarrollada por Azrin y Nunn en 1977, ilustra el poder de la sustitución. Un equipo de investigación de enfermeras aplicó esta práctica a pacientes que padecían de enfermedades cutáneas que les producían picazón. Cuando los pacientes se rascaban, ellos agravaban aun más la enfermedad, conduciendo a un ciclo habitual de picazón y de rascarse. Los pacientes debían cambiar su respuesta dañina de rascarse para poder sanar. El equipo intentó practicar la sustracción advirtiendo a los pacientes que dejaran de rascarse cada vez que notaran este comportamiento. Esta estrategia fue un fracaso total, frustrando tanto a las enfermeras como a los pacientes. Pero cuando aplicaron la práctica de sustitución, ayudando a los pacientes a enfocarse en un comportamiento más propicio al proceso de sanación, pudieron lograr resultados sobresalientes. [9]

Aquí está el punto: usted no puede lograr cambios positivos con objetivos negativos. Es por esto que para la mayoría de las personas no funciona decir a largo plazo, "No comeré *esto*" o "Necesito dejar de hacer *eso*". Esto crea un vacío del hábito que sufre esperando ser llenado. En lugar de esto, intente la sustitución. Al identificar y atesorar un objetivo positivo, usted no sólo genera una motivación poderosa para usted sino también un método para lograr el cambio. Si visita Healthy100.org/Anger en la web, encontrará un valioso estudio de caso enfocado en transformar la ira, juntamente con una hoja de hábitos saludables. Estas herramientas le ayudarán a aplicar esta estrategia en la transformación de sus hábitos. La clave es involucrar su mente, su cuerpo, y su espíritu ya que los hábitos afectan la totalidad de la persona—por lo tanto, las prácticas de sustitución deben también abarcar toda la persona.

He comprobado que las estrategias para cambiar hábitos son más efectivas cuando son holísticas. ¿Recuerda la victoria de Rosemary? En su mente ella sustituyó, "Tengo el gen de la obesidad—y no puedo cambiar" por, "Las elecciones saludables pueden lograr una diferencia—No estoy predestinada a ser obesa". En su espíritu, ella sustituyó sus sentimientos de "ira, culpabilidad y desánimo" por "esperanza y oración para tener el poder de seguir avanzando". Ella me dijo que oraba con cada flexión de brazos que hacía y que buscó el apoyo de amigos saludables. En su cuerpo, ella sustituyó las comidas perjudiciales y la falta de ejercicio por comidas saludables y ejercicio diario. Esta estrategia cambió su vida y puede cambiar la suya. Puede decirle no a aquel mal hábito del pasado porque le ha dicho que sí a un nuevo hábito que mejorará su salud, y ahora usted ha activado el poder de un sí positivo.[10]

3. La práctica de la repetición

¿Ha escuchado alguna vez la expresión "La práctica hace al maestro"? Ésta era la exhortación de mi madre cuando me alentaba para que aprendiera a tocar el piano. También fue el consejo del profesional de golf cuando tomé lecciones para mejorar mi juego. Sin embargo, el consejo del instructor de golf tenía una leve variación con respecto al consejo de mi madre que señalaba la importancia de elegir los métodos correctos. Él agregó una palabra a la exhortación de mi madre, "La práctica perfecta hace al maestro". Su atención se centró en elegir los métodos correctos y luego practicarlos. La práctica de métodos deficientes genera pocos buenos resultados y una gran frustración.

Lo mismo se aplica a la salud. Este libro está basado en las ocho prácticas de personas que viven más tiempo y tienen mejores vidas. El adoptar estas prácticas le permitirá transformar sus malos hábitos en buenos hábitos.

Cualquier comportamiento nuevo parece ajeno cuando lo ponemos en práctica por primera vez. Esto se debe a que todos los procesos del cambio son ajenos a nuestros patrones del sentimiento, pensamiento, y comportamiento. Es sólo mediante la repetición intencional que estas acciones se inculcan en nuestra mente, se vuelven naturales para nuestro cuerpo y congruentes con nuestras emociones. Algunos han tratado de documentar el número de repeticiones que se requieren para crear un nuevo hábito. El Dr. Maxwell Maltz desarrolló la popular teoría de formación de hábito de veintiún días, y otros han propuesto otras numerosas fórmulas. Pero los estudios científicos son inciertos con respecto a cuánto tiempo le tomará a usted desarrollar estos hábitos. No obstante, una cosa sí está clara—el desarrollo de nuevos hábitos requiere repetición.

En un artículo del periódico *New York Times*, Janet Rae-Dupree menciona, "Investigadores del cerebro han descubierto que cuando desarrollamos nuevos hábitos conscientemente, creamos vías sinápticas paralelas, e incluso células cerebrales totalmente nuevas, que pueden descarrilar nuestros trenes de pensamiento y colocarlos en nuevos e innovadores carriles... Pero no se moleste en tratar de exterminar los hábitos viejos; una vez que esos procedimientos rutinarios son establecidos en el hipocampo, se quedarán allí. En cambio, los nuevos hábitos que adoptamos crean vías paralelas que pueden circunvalar aquellos caminos que solíamos transitar".[11]

A la luz de esta investigación, el consejo más apropiado es practicar hasta que usted cree un nuevo desvío hacia un 100 Saludable en su cerebro. En resumen, nuestro objetivo es ayudarlo a construir nuevas vías de salud, comenzando en su mente. Nuestro método está basado en el consejo del apóstol Pablo, "No te dejes vencer por el mal; al contrario, vence el mal con el bien".[12]

4. La práctica de la afirmación

Un componente importante del éxito de Rosemary fue el apoyo social que recibió. De hecho, fue crucial. Muchas personas que han cambiado exitosamente sus hábitos de salud concuerdan con que esto es cierto. Tener una red de relaciones con gente que le dé ánimo y lo estimulen a lo largo del recorrido de desarrollar nuevos hábitos es muy valioso. Desde entrenadores hasta compañeros de trabajo, usted puede rodearse de un círculo de amistades que le brinden afirmación. Una investigación, narrada en el libro titulado *Amigos Vitales*, descubrió que si su mejor amigo o amiga se alimenta saludablemente, usted tiene una probabilidad 5 veces más alta de comer de manera saludable.[13] En un capítulo posterior de este libro exploraremos la importancia de las relaciones interpersonales y ampliaremos la relación entre sus amigos y su salud.

Una segunda dimensión de afirmación es establecer ocasiones para celebrar el progreso de su recorrido hacia la salud. No espere a celebrar hasta que haya alcanzado sus grandes objetivos. ¡Celebre también las pequeñas victorias! Haga de cada paso en su recorrido a un 100 saludable una oportunidad para expresar alegría y gratitud.

> Un hombre demasiado ocupado para cuidar de su salud es como un mecánico demasiado ocupado como para cuidar sus herramientas. — *Spanish proverb*

La tercera y última dimensión de la afirmación es contar su historia a otros. Explique qué es lo que ha descubierto como los secretos del cambio, e inspire a otros a que se sumen a usted. Compartir le servirá como un poderoso medio de auto-afirmación y crecimiento. La educación de los profesionales médicos se basa en el modelo de "ver uno, hacer uno, enseñar uno". Por medio de este método, los médicos, las enfermeras, y otros clínicos han desarrollado hábitos profesionales de práctica. Al enseñarle a otra persona, usted se verá afectado, aumentará su compromiso con la salud, expresará su conclusión principal, y además implantará nuevos patrones cerebrales que son sumamente cruciales en circunvalar los hábitos anteriores y en fijar los nuevos.

5. La práctica de la recuperación

Una de las mayores amenazas para su éxito es la falta de un plan de recuperación. Dios y los amigos juegan un rol vital en esto. Dios proporciona el perdón que le permite dejar atrás su fracaso, y puede rendir cuentas de su progreso a sus amigos. Ellos pueden ayudarle a mantener la disciplina de continuar practicando sus hábitos saludables y también pueden ayudarlo a encarrilarse cuando vuelve a caer en una vieja rutina.

Rosemary me contó que cuando faltó a su entrenamiento fue crucial que Doug la llamara y la alentara para que volviera a encarrilarse. Él también la llamaba o le mandaba un texto en ciertos momentos claves durante el día cuando sabía que ella podía ser tentada a descarrilarse. Si ella había fracasado, él la ayudaba a superar su sentido de culpabilidad y la desilusión, ayudándole a que regresara a su plan. En el estudio de investigación mencionado arriba, el equipo de enfermeras le recordaba a los pacientes que lograr un cien por ciento del comportamiento de "no rascarse" no era cómo se medía el éxito. Ellos definieron como un éxito el aumento en la práctica de comportamientos saludables mientras se reconocía que las recaídas podían ocurrir.

En mi trayectoria ayudando a las personas a practicar la recuperación, he parafraseado un proverbio de Salomón para ayudarles a entender que el éxito no se mide por el número de veces que caen, sino por cuán rápido se levantan y siguen adelante. "La persona que está haciendo bien las cosas cae pero se vuelve a levantar. La persona que está haciendo mal las cosas cae y vuelve a los viejos hábitos." [14] La clave es cuán pronto puede volver a enfocarse en su meta en vez de estar concentrado en su error. ¡El hecho de que usted caiga no es definitivo a menos que no se levante! Cuando usted caiga, no se torture llenándose de culpa. Simplemente levántese con el perdón. Dios lo perdona; entonces, ¿por qué no perdonarse a sí mismo? Si Dios tiene un plan para solucionar su fracaso, usted también debería. Debe ponerse de acuerdo consigo mismo de cómo va a responder al fracaso. Recuerde el famoso axioma de Winston Churchill, "El éxito no es final, el fracaso no es la ruina; el coraje de continuar es lo que cuenta".

| Pasos hacia el éxito |

- **Primera elección** – ¿Por qué quiere llegar a un 100 saludable? ¿Cuál es su propósito en la vida que lo motiva a alcanzar su máximo potencial cada día? Escriba su misión personal. Si necesita ayuda, vaya a Healthy100.org/MyMission.

- **Elecciones vitales** – ¿Cuáles son las tres elecciones más significativas que necesita hacer para mejorar su vida? Rosemary tuvo que hacer elecciones difíciles. Escriba tres elecciones que ella hizo, basado en su historia, y luego considere (y escriba) cómo haría usted las mismas elecciones si tuviera que hacerlo.

- **Cinco pasos para cambiar un hábito** – Si usted lucha con su peso y con todas las elecciones relacionadas al mismo, ¿qué debería hacer para hacer mejores elecciones de manera más fácil y consistente a largo plazo?

- **Cambio** – Escriba ideas útiles o principios que le sirvan de guía que usted haya aprendido en este capítulo relacionados con la elección y el cambio. Elija un principio que implementará tan pronto como sea posible en su iniciativa de experimentar una mejor salud.

- **Plan** – Su deseo de elegir una mejor salud tendrá más éxito si usted tiene un plan en el que pueda ir a un paso a la vez. Así que, ¿cuál va a ser su primer paso? ¿Y su segundo...incluso hasta su tercer paso? Escríbalos, y también escriba cuándo piensa dar el primer paso.

- **Obstáculos** – De los cinco pasos para cambiar un hábito, ¿cuál ha sido para usted el más difícil de poner en práctica? ¿Qué puede hacer para superar ese obstáculo hacia una mejor salud?

- **Enseñar** – Si desea compartir su historia con otros, comience a escribir un diario, haciendo un seguimiento de todos los éxitos y las celebraciones de cada uno, con el objetivo de algún día ayudar a otra persona con similares retos.

5

REPOSO

*Vivimos con estrés,
pero no tenemos que morir de eso*

"DOCTOR, EL HELICÓPTERO ESTÁ ATERRIZANDO. Estamos listos para transportar a la Sra. Young." "Pero no estoy teniendo un ataque cardíaco", protestó Vanessa. "No puedo estar sufriendo un ataque cardíaco. No hay historial de ataques cardíacos en mi familia."

La serena respuesta del doctor minimizó la ansiedad que acechaba su mente, "La vamos a llevar volando al hospital principal y hacer algunos estudios para asegurarnos". El helicóptero del Florida Hospital de emergencias cardíacas llamado en inglés "Faith Flight One" se elevó para emprender un viaje de vida o muerte de diez minutos. Vanessa no tenía idea de la gravedad de su situación.

Ella era una ejecutiva enérgica que trabajaba para una firma nacional de relaciones públicas responsable de las ventas en la parte sudeste estadounidense. Ella no tenía tiempo para esta distracción innecesaria que la apartaba de su importante trabajo. Se consideraba a sí misma como dotada de salud—buenos genes, hábitos de salud correctos, bueno, la mayoría. Ella había crecido practicando los hábitos de salud de las Estrellas de la Longevidad:

Nutrición – Ella era mayormente vegetariana.

Actividad – Tanta actividad como un profesional ocupado que se la pasa viajando puede llegar a realizar.

Medio ambiente – Ella había vivido una vida sin fumar y sin drogas.

Su familia tenía un historial de llegar hasta los noventa, y esa era su intención. "No puedo estar sufriendo un ataque cardíaco", aseveró enfáticamente, tratando de convencer al equipó médico del vuelo al mismo tiempo que el helicóptero se alejaba del suelo. El proceso de negación continuó hasta que los exámenes revelaron que "Van", como sus amigos la llamaban, había experimentado un ataque cardíaco. Sus médicos identificaron al menos una causa significativa— ¡ni los genes, ni la dieta, ni la falta de ejercicio ni el cigarrillo, sino el ESTRÉS!

RESTAURACIÓN

Para que Van pudiera recuperar su salud cardíaca, debía reemplazar el estrés perjudicial por un descanso saludable del espíritu, la mente, y el cuerpo. En resumen, ella necesitaba una restauración.

Su plan comenzó con renovar su compromiso de descansar un día a la semana—la clase de descanso que se describe en el séptimo día de la creación. Ésta es una estrategia que el investigador de longevidad de renombre mundial, Dan Buettner, identificó como el secreto de salud número uno que se puede aprender de las Estrellas de la Longevidad. En su libro best-seller *Las zonas azules*, él da el siguiente consejo:

> *Cree un santuario en el tiempo, una pausa semanal de los rigores de la vida diaria, el día de reposo de 24 horas proporciona un tiempo para enfocarse en la familia, en Dios, en la camaradería y en la naturaleza. Los adventistas afirman que esto alivia su estrés, fortalece sus redes sociales, y les provee ejercicio de manera consistente.*"[15]

Si yo sólo pudiera enfatizar un hábito de la salud, éste sería que usted cree su propio santuario en el tiempo, un tiempo semanal de vacaciones del estrés de la vida diaria—un tiempo para relajarse y aumentar el amor en su familia.

LA VIDA MODERNA REQUIERE DE UN "SANTUARIO EN EL TIEMPO"

El estrés es algo común en nuestra vida diaria. A lo largo de nuestras vidas, todos nosotros tenemos diferentes grados de estrés. El estrés puede afectar cada parte de nuestro ser. Existen maneras saludables y maneras no saludables de lidiar con el estrés. Las maneras saludables de lidiar con el estrés nos ayudan a funcionar de una manera eficiente y efectiva. Nos ayudan a pensar sensatamente y a reaccionar rápidamente cuando surge la necesidad—en su hogar, en la escuela, en su trabajo, en el tráfico, y así sucesivamente.

El lidiar con el estrés de maneras no saludables puede resultar en una ansiedad improductiva, y puede conducir a un estrés crónico. Puede acortar nuestras vidas. Nuestra generación moderna se enfrenta con numerosos desafíos e incertidumbres más complejas que en cualquier otra generación. De acuerdo a una encuesta conducida por el Departamento del Trabajo, el 75 por cierto de los estadounidenses están constantemente siendo afectados por el estrés. El estrés puede manifestarse de las siguientes maneras:

> El valor es el temor que ha hecho una oración.
>
> – Anónimo

Miedo y Preocupación: Después de los ataques a las Torres Gemelas del 11 de septiembre de 2011, Jonathan Steinberg, jefe de cardiología del hospital de Nueva York "St. Luke's–Roosevelt Hospital Center", condujo un estudio sobre los pacientes cardíacos de la ciudad de Nueva York. Él descubrió que en los meses subsiguientes a los ataques, éstos habían padecido el doble de arritmias cardíacas potencialmente mortales comparado a la tasa habitual. Steinberg observó, "Estos pacientes experimentaron eventos potencialmente fatales, aunque a muchos de ellos les costó identificarse a sí mismos como excesivamente temerosos."

Nivel de Alerta: En el mundo global actual, los estadounidenses han estado bajo altos niveles de alerta por tanto tiempo que, quizás para poder funcionar, hemos reprimido nuestra ansiedad.

Pero ya sea que esté oculta o no, ¡nos afecta! ¡El hecho de que estemos experimentando una epidemia simultánea de estrés y de enfermedades cardiovasculares en los Estados Unidos no es una coincidencia! La Dra. Carol Scott escribió:

> Los vasos sanguíneos del corazón son particularmente susceptibles al estrés agudo y crónico. Con cada latido, el corazón no sólo bombea sangre, sino que transmite patrones complejos de información neurológica, hormonal, de presión, y electromagnética al cerebro y a todo el cuerpo. El corazón está en una posición privilegiada como un centro de comunicación que conecta el cuerpo, la mente, las emociones, y el espíritu. Hay una red compleja de reacción entre hormonas, sustancias químicas, y el sistema nervioso que existe entre el cerebro, el corazón, y los centros del pensamiento y las emociones. El corazón envía mensajes al cerebro que afectan nuestras percepciones, nuestro procesamiento mental, y nuestros sentimientos. Por lo tanto, no es ninguna sorpresa que exista una fuerte conexión entre el estrés y la salud cardiovascular.[16]

Financiero: Durante los años 2008 y 2010, la recesión tuvo un gran impacto. Según una encuesta de la Associated Press, el 46 por ciento de las personas encuestadas dijeron que sufrían de un estrés relacionado con las deudas.[17]

Insomnes en los Estados Unidos: Los estadounidenses padecen crónicamente de alteraciones en el sueño. Las ventas de productos para conciliar el sueño bajo receta médica han aumentado el 60 por ciento desde el año 2000 (con un aumento alarmante en las personas entre los 18 y 24 años). El estadounidense promedio está funcionando con noventa minutos menos de sueño que lo que necesita para una vida saludable.[18]

La falta de sueño hace mucho más que ponerlo malhumorado; puede acortar su vida.

Científicos investigadores de la Universidad de Warwick del Reino Unido reportaron recientemente su estudio de 470,000 personas originarias de ocho países, y descubrieron que las demandas de la vida moderna en el trabajo y en la familia están causando estragos. El riesgo de enfermedades cardíacas puede aumentar hasta un 48 por ciento y el riesgo de derrames cerebrales un 15 por ciento cuando la persona regularmente no alcanza a dormir al menos seis horas. Estos investigadores descubrieron que la falta crónica de sueño produce hormonas y sustancias químicas en el cuerpo que aumentan el riesgo de enfermedades cardiovasculares.

Siempre realizando múltiples tareas: Usted no fue creado para un ambiente en el que debe realizar múltiples tareas las 24 horas del día, los 7 días de la semana. Sherry Turkle, profesora del Instituto Tecnológico de Massachusetts (MIT, por sus siglas en inglés), estudia el impacto de la tecnología en nuestra vida diaria. "La tecnología nos promete hacer cualquier cosa desde cualquier lugar con cualquier persona. Pero también nos agota ya que queremos hacerlo todo en todo lugar. Comenzamos a sentirnos abrumados y exhaustos a causa de la vida que la tecnología hace posible."[19]

"Tenemos que eliminar inexorablemente la prisa de nuestras vidas", fue el consejo que recibió John Ortberg de un sabio amigo.[20] La prisa hace que usted viva una vida superficial en vez de vivirla realmente. Nunca profundiza ninguna experiencia—un momento de reflexión es interrumpido por un mensaje de texto o un alerta de su agenda electrónica. Realizar múltiples tareas significa que usted vive varias experiencias al mismo tiempo bajo la ilusión de que más es mejor, mientras tanto intercambia la paz por un ritmo acelerado.

Usted está estimulado por el miedo de que podría estar perdiéndose algo—los momentos de pausa en que se podría relajar y renovarse son reemplazados por ese afán compulsivo de revisar sus mensajes, mandarle un mensaje de texto a alguien, o hacer una llamada. El ritmo frenético de la tecnología no lo ha liberado sino que lo ha esclavizado a vivir con su cabeza inclinada mirando una pantalla en lugar de vivir con su cabeza levantada, mirando el cielo, las montañas, la majestuosidad de los pájaros, y la renovación de su espíritu. Incluso su tiempo de reflexión se vuelve apresurado. El problema es que el descanso no es instantáneo como el café; toma tiempo asentarse y vivir. Usted se pregunta por qué se siente como si hubiera vivido la vida a medias— reaccionando a tantas cosas superficialmente y viviendo unas pocas cosas con todo su ser. Lo invito a que evalúe su descanso—Mary Lou y yo hicimos justamente eso y cambió nuestras vidas.

USTED FUE DISEÑADO PARA EL SÁBADO

En los primeros años de nuestro matrimonio, Mary Lou y yo estudiamos el poder restaurador de un sábado semanal para nuestra salud. Experimentar este santuario de veinticuatro horas semanalmente se ha convertido en un hábito que es la clave para nuestra salud y nuestra felicidad. Es un tiempo físico, mental, y espiritual dedicado a renovar nuestro amor.

La idea de tomarse un día libre para los asuntos del amor proviene de la historia de la creación. En el séptimo día, Dios ya había completado su trabajo y simplemente se tomó todo el día para estar con sus hijos. Yo creo que Él nos estaba diciendo que éste era el propósito de todo su plan y trabajo. Cuando apartamos un tiempo para pasarlo con Dios y con nuestros seres amados es cuando experimentamos el amor que es la esencia de la vida.

El amor no solo mejora la salud, sino que muchos médicos han afirmado que es una de las fuerzas más poderosas para la sanación. En su libro *Love and Survival/El amor y la supervivencia*, el Dr. Dean Ornish, conocido por su labor en la reversión de las enfermedades cardíacas, habla acerca del poder del amor. "No tengo conocimiento de ningún otro factor en la medicina—ni la dieta, ni fumar, ni el ejercicio, ni el estrés, ni la genética, ni las drogas, ni la cirugía—que tenga un mayor impacto en nuestra calidad de vida, incidencia de enfermedad, y muerte prematura por todas las causas." [21] La intención de Dios era que nuestras vidas estuvieran llenas de amor, y es por esto que Él nos dio un día para experimentar estos beneficios.

Basándonos en esta creencia, hemos organizado nuestra semana en torno a un día para el amor. Dedicamos este día a experimentar las tres dimensiones de amor que Dios le designó al día perfecto (Génesis 2:2). Le garantizo que mientras usted practique estos principios, el amor florecerá en su corazón.

• **Reposo (Amor confiado):** El descanso es un concepto rico en significado. Significa detenerse y relajarse en el conocimiento que al final el amor vencerá. Éste es un tremendo beneficio para su espíritu—provee un sentido de seguridad y elimina el temor. Mentalmente, lo invita a dejar a un lado la "lista de cosas por hacer" y a tomarse el tiempo para "ser". Ésta es la invitación de Dios a simplemente relajarse y a oler el perfume de las rosas de la vida. Hemos descubierto que el descanso es más importante cuando se pasa por momentos duros durante la semana que revelan su debilidad. Cuando usted ha perdido una batalla y la vida parece incierta, necesita entender que Dios está al control y que el amor ganará la guerra. Este entendimiento requiere de una concentración total. No es algo que usted puede realizar mientras lleva a cabo múltiples actividades. ¡Así que haga un alto en nombre del amor! ¡Desconéctese por veinticuatro horas!

Compartí el concepto del reposo Sabático en una conferencia con un grupo de banqueros muchos años atrás. Dos años después, John, un brillante abogado quien había asistido a esa conferencia, se encontró conmigo en otro evento y me agradeció por la idea de tomar un día semanal de vacaciones con Dios y con la familia, y me dijo, "Ha cambiado la vida de mi familia, y todos esperamos ansiosamente pasar el día juntos." Es el plan perfecto, y comienza con detenerse. Abandone el miedo, la preocupación, y la ansiedad del mundo que lo rodea, y llénese del coraje que proviene de confiar en Dios y poner sus preocupaciones en Sus manos.

> ¡Ríndanse! ¡Reconozcan que yo soy Dios! ¡Yo estoy por encima de las naciones! ¡Yo estoy por encima de toda la tierra.
> — Psalm 46:10, The Message

• **Bendición (Amor de pertenencia)**: Ser bendecido significa comprender el favor de Dios, saber que Dios lo ama. Este conocimiento es la raíz de la felicidad. De hecho, la palabra "bendecido" es a menudo traducida como ¡"feliz"! pues "el gozo del Señor es nuestra fortaleza". Así que aparte un día para experimentar la felicidad que viene de saber que Dios lo ama y que se aman el uno al otro. En un mundo donde su autoestima es atacada a menudo, déjeme resumir las palabras de Dan Allerton en su libro *Sabbath/Sábado*: "Deje que el impacto de ser considerado importante y de gran valor ahogue todas las voces de la crítica y de la falta de confianza en usted mismo".[22] En nuestro hogar, los sábados comienzan con una comida especial, con una sorpresa Sabática, y con una bendición personal. Cuando bendigo a cada persona con palabras de afirmación, esto nos une de una manera que no se logra por medio de obsequios materiales. Su familia es más bendecida por la afirmación de su amor. Les permite despojarse de todo el dolor de la soledad y recibir el gozo de la pertenencia. Celebre las bendiciones de la vida y el lazo de unidad con la gente que usted ama; cuente historias, deje que el gozo de la vida fluya a través de su ser con su risa.

• **Santificar (Amor esperanzado):** La palabra Hebrea "santificar" era usada para el compromiso matrimonial entre un hombre y una mujer. Este compromiso matrimonial es una prometedora ceremonia de anticipación, un compromiso con una promesa de unidad y matrimonio. El tercer beneficio del Sábado es conducirnos a una unidad que hace posible la esperanza en un mundo donde las relaciones son a menudo destrozadas y donde no hay esperanza. Dios dice, "Únanse y reparen cualquier fisura en sus relaciones, reparen las fracturas mediante el amor del uno hacia el otro. Dejen que mi compromiso hacia ustedes les traiga un amor perdonador que los capacitará para remendar las rupturas en sus vidas". Este es el día de Dios en el cual se quita la angustia de nuestras vidas proveniente de relaciones rotas. No enfrentar las heridas en nuestras vidas tiene implicaciones severas para nuestra salud, documenta el Dr. Dick Tibbits en el capítulo seis de su libro *Forgive to Live/Perdone para vivir.*

Imagine un día cada semana en el que usted se comprometa a hacer las cosas de la manera correcta en su familia, en el que se tome el tiempo para celebrar los logros del amor (aniversarios, cumpleaños, graduaciones, condecoraciones), y se unen para corregir las cosas inapropiadas de su mundo. ¡El resultado es un amor reconciliador!

PRIORIDAD DEL SÁBADO EN HOLLYWOOD

DeVon Franklin es un ejecutivo en Columbia Pictures. Sus proyectos cinematográficos incluyen muchas películas exitosas como por ejemplo la nueva versión de *Karate Kid* y *The Pursuit of Happyness/En busca de la felicidad*. En su libro titulado *Produced by Faith/Producido por fe*, Franklin explica la prioridad que él le da al descanso: "Yo guardo el Sábado...Nada de trabajo. No reviso los correos electrónicos o las llamadas perdidas. Yo transgredo el cuarto mandamiento de la industria del cine: *No apagarás nunca tu BlackBerry, y yo apago el mío*. El Sábado es mi tiempo con el Señor, mi tiempo para relajarme de las presiones del trabajo, de sanar y de reflexionar acerca de tantas bendiciones en mi vida. . . ."[23]

A pesar de que muchos pueden considerar que es difícil descubrir la verdadera inspiración en Hollywood—al menos cuando observan la vida real de quienes participan en la industria cinematográfica— yo considero que el compromiso de DeVon con el descanso Sabático es inspirador. Si bien este joven ejecutivo era responsable de dirigir producciones cinematográficas con millones de dólares en riesgo, él decidió apartar veinticuatro horas a la semana para tomarse un tiempo para recargar su vida y estar conectado con Dios, con su familia, y con las relaciones en su vida. Si un ocupado ejecutivo de Hollywood puede hacer del descanso Sabático una prioridad, quizás es algo con lo que cualquiera de nosotros podría beneficiarse en su propia vida.

PRACTIQUE EL DESCANSO A LO LARGO DE SU SEMANA

Un trabajo significativo y un descanso Sabático son los dos secretos para reducir el estrés en su vida y, por ende, para mejorar la salud, vivir más tiempo, y disfrutar más de la vida. La vida fue creada para ser vivida en un ritmo de trabajo y descanso.

Vuelva al ritmo de la vida. Para experimentarlo, simplemente pause para sentir el ritmo de su ser. Coloque su dedo sobre su pulso, sienta los latidos rítmicos de su corazón. Escuche en silencio el ritmo de su respiración. Perciba las ondas cerebrales asimilando el significado de lo que está leyendo. Usted fue creado para un ritmo de trabajo/descanso. La onda de trabajo/descanso es evidencia de un corazón, cerebro, y órganos respiratorios saludables, los cuales pueden verse en los monitores médicos; estos son indicios de salud.

Una línea horizontal en un monitor es una señal de la muerte.

¿Fluye su vida con un patrón de ondas saludables, o es más como una línea horizontal? La vida de línea horizontal se caracteriza por pisar el acelerador a fondo—siempre haciendo algo, siempre ocupado—una vida de realizar varias tareas al mismo tiempo... físicamente sobrecargado, mentalmente postergado y emocionalmente al límite.

El conocimiento de la necesidad del descanso es tan dominante que incluso algunas máquinas modernas están siendo programadas para motivarnos a traer de vuelta el ritmo a nuestras vidas. Descubrí esto por primera vez varios años atrás cuando alquilé un automóvil para hacer un viaje de ocho horas. Estaba concentrado en ganar tiempo y planeé detenerme sólo para las necesidades básicas como cargar combustible, ir al baño, y buscar comida que pudiera comer mientras conducía. A las dos horas de comenzar este viaje apareció un mensaje en el tablero, "Se aconseja que se detenga para descansar cada dos o tres horas". *Interesante, pero innecesario*, pensé. Una hora más tarde el mensaje reapareció con insistencia mientras se encendía intermitentemente. Era un buen aviso, al cual obedecí.

> El estrés perjudicial adormece su espíritu, nubla su mente, y destruye su cuerpo.
>
> *— Des Cummings*

"Los estadounidenses. . . tenemos un problema de ritmo", me recordaba ese auto. Necesitamos detenernos más a menudo para descansar en el transcurso de nuestras vidas. Estos descansos ya han sido aconsejados por una autoridad mucho más alta. La pregunta es si le prestaremos atención a este buen consejo o si tendremos que tener un llamado de atención como el que tuvo Van. Para muchas personas, su primer ataque cardíaco es también el último—porque mueren a causa de ello. En el caso de Van, ella tuvo la oportunidad de hacer algunos cambios necesarios.

EL RESTO DE LA HISTORIA DE VAN

Durante toda su vida, Van había practicado el principio del descanso Sabático como un maravilloso tiempo para la familia; luego de su ataque cardíaco, se tornó incluso más valioso, un tiempo para pausar en el ciclo infinito del estrés. Ahora ella lo adoptó como un día para recuperar los importantes beneficios espirituales, mentales, y físicos del descanso, los cuales reducen el estrés. Van se volvió a comprometer con los 8 Secretos, y le dedicó tiempo especial al servicio, al ejercicio, y a la nutrición. La dieta de Dean Ornish para revertir las enfermedades cardíacas se convirtió en su Biblia de la nutrición.

Recientemente, Van regresó a ver a su doctor para un examen físico anual. Luego de haberse hecho todos los exámenes, el veredicto del doctor fue, "Está lo suficiente sana como para llegar a los noventa".

Van respondió, "Doctor, mi madre vivió hasta los noventa y seis, y yo quiero llegar por lo menos a los noventa y cinco".

El doctor replicó, "¿De veras? ¡Bueno, siga hasta los cien! ¡Usted puede hacerlo".

Van decidió, "Entonces voy a hacerlo. ¡Mi meta es un 100 Saludable! De hecho, no sólo viviré los 8 Secretos, sino que también voy a compartir esta filosofía con todos mis amigos".

Hoy Van Young vive "por siempre joven", renovada cada semana por un día de reposo y renovada cada día con sus pausas de descanso, ¡agregándole éstas ritmo a su vida y salud a su cuerpo, mente, y espíritu!

Lo exhorto a que usted también considere realizar cambios en su semana. Agregue un día de descanso y restauración. No se tome menos descanso diariamente que lo debido. Recuerde que sólo usted puede hacer todas estas elecciones. Implemente una estrategia a la vez, y vea como disminuye su nivel de estrés y el ritmo restaura su alma.

| Pasos hacia el éxito |

- **Usted se merece un sabático** – Planee experimentar un Sábado semanal para usted y su familia. Para recibir ayuda en este proceso, vaya a Healthy100.org/Rest.

- **Supere el horario mortal** – Si usted trabaja en un ambiente de oficina, intente trabajar horas de cincuenta minutos. Programe diez minutos entre las citas donde pueda resumir la reunión anterior, planear un seguimiento, dejar que su cuerpo se relaje, y despejar su mente antes del próximo compromiso. Esto reduce el estrés al contrarrestar el pensamiento persistente de que se le pueda olvidar algo importante. Si usted no trabaja en una oficina, considere otras maneras de programar pequeñas pausas o recreos en su rutina diaria para despejar su mente y eliminar cualquier estrés o tensión que esté experimentando.

- **Mejore su concentración** – Tómese un recreo inspirador—un momento relajante para escuchar música, ver videos de la naturaleza, disfrutar de un trago (se prefiere el agua), tener una conversación con Dios, estirarse, o hacer ejercicios de respiración.

- **Duerma lo suficiente** – Si a menudo está cansado pero no puede dormirse (o mantenerse dormido), intente algunas de estas rutinas antes de ir a dormir. Apague el televisor al menos treinta minutos antes de la hora de acostarse a dormir. Lea un libro relajante por un rato después de que se haya acostado. Pase tiempo leyendo las Escrituras, orando, o meditando con buenos materiales devocionales. Mantenga una lista de preocupaciones y una caja de preocupaciones. Escriba esas preocupaciones, déselas a Dios, y luego póngalas en la caja toda la noche. Usted se sorprenderá cuanto menos preocupantes son muchas de estas inquietudes luego de una buena noche de descanso.

- **Niéguese a comprometerse en demasiadas cosas** – Lea *The Power of a Positive NO/El poder de un NO positivo.* Alinee sus compromisos con sus prioridades. Reserve tiempo para usted y para su familia, y no deje que este tiempo sea negociable.

• **Sintonice sus ciclos diarios de energía** – Si está exhausto, digamos entre las dos y las cuatro de la tarde, tómese una siesta corta, o coma algo estratégico como masticar algunas nueces, por ejemplo. Evite las soluciones a base de cafeína y azúcar—que sólo lo levantan para luego dejarlo caer.

• **Santifique su día de descanso** – Santificar algo es apartarlo para un propósito específico—en este caso para la adoración, para invertir en las relaciones para renovarlas y restaurarlas y para aumentar la bondad en su mundo.

6

ENTORNO

*Usted fue creado para un jardín,
pero vive en una jungla*

BILLY ERA DE LA JUNGLA DE ASFALTO DEL ESTE de Los Angeles. Sus abuelos lo estaban criando lo mejor que podían, pero se dieron cuenta de que necesitaba salir de ese ambiente para poder tener la oportunidad de ser un ciudadano productivo. Así que hablaron con su pastor, quien sugirió enviarlo a Pine Springs Ranch, un campamento de verano localizado en las montañas de San Jacinto, al sur de California. Eso evitaría que se metiera en problemas y quizás podría cambiar el rumbo de su vida.

Cuando sonó mi teléfono (yo era el director del campamento), el pastor comenzó a explicarme todas las razones por las cuales debería permitir que Billy viniera a nuestro campamento por ocho semanas. Le pedí que me contara todo lo que sabía acerca de los problemas de Billy en la escuela y en el vecindario. "Yo pienso que él es un muchacho bastante bueno, pero se dirige en la dirección equivocada", dijo el pastor. "Él es hiperactivo y no escucha instrucciones, se enoja fácilmente, lo cual resulta en peleas diarias; él está atrasado en la escuela y no hace sus tareas. Anda vagando por las calles y vuelve a la casa a cualquier hora."

"Bueno, pastor", le contesté, "usted sabe que no somos un centro de rehabilitación. Puede que tenga que mandarlo a un lugar que trata a muchachos que tienen problemas de aprendizaje y comportamiento".

El pastor me pidió encarecidamente que dejara ir a Billy por una semana. Accedí a una semana de prueba, y cuando colgué el teléfono hice una pausa para orar por un plan inspirado por Dios para poder ayudar a este conflictivo muchacho. Mi mente fue conducida a "Wilderness Camp"—un programa especial que enseñaba a los muchachos a escalar rocas, acampar, y destrezas de supervivencia. El lugar se llamaba "*skunk cabbage meadows*", y estaba localizado cuesta arriba de la montaña. Billy estaría totalmente rodeado de un ambiente natural. En la noche era oscuro como boca de lobo y las estrellas resplandecían con un brillo imposible de atenuar por las luces de la ciudad. El aire estaba por encima de la línea de smog, cuya frescura vivificante hacía que con cada respiración se llenaran los pulmones con una pureza única. Esta experiencia lo hacía sentir tan cerca de Dios y tan libre de estrés que muchos de los muchachos que iban al "skunk cabbage meadows" no querían volver al campamento principal.

Y así se dispuso. Le pedí a Jack, un estudiante de la universidad cuyas habilidades como naturalista lo convertían en un héroe para los muchachos, que llevara a Billy como un desafío personal para ver si el Dios de las montañas podía llegar a este muchacho. Jack aceptó el desafío con el espíritu entusiasta de un escalador. La semana de prueba fue pronto extendida al verano completo mientras la transformación de Billy seguía progresando. Como la metamorfosis de una oruga transformándose en una mariposa, el capullo era simplemente la naturaleza que Dios había creado. Durante el curso de ese verano, Billy desarrolló un amor por la naturaleza y una profunda amistad con Jack. El muchacho problemático que vino al campamento regresó renuente a la ciudad, pero su corazón había sido capturado por la montaña. Había aprendido la autodisciplina de una rutina diaria donde todos debían hacer su parte, y el trabajo en equipo cuando escalaban rocas, que dependía del apoyo del compañero.

La jungla de asfalto era donde él vivía, pero cada vez que podía escaparse a las montañas, él lo hacía. Billy perdió su rótulo de muchacho conflictivo. ¿Qué hizo la diferencia? Indudablemente fue su amistad con Jack y los otros campistas en la naturaleza como así también su nueva relación con Dios. Pero existía otro problema más que el campamento resolvió. Ha sido llamado el síndrome de déficit de la naturaleza.

Este nombre fue acuñado por Richard Louv en su libro de cabecera *El Último Niño en los Bosques*, el primer libro en recopilar una nueva y creciente materia de investigación que indica que la exposición directa a la naturaleza es esencial para el desarrollo de una infancia saludable y para la salud física y emocional de tanto niños como adultos. Louv conecta directamente el "síndrome de déficit de naturaleza" con algunas de las tendencias más perturbadoras de la niñez, como lo son el aumento de la obesidad, trastornos de atención, y la depresión. Louv considera que cuanto más estamos rodeados por la tecnología, más aún necesitamos ser rodeados por la naturaleza para mantenernos saludables mental, física, y espiritualmente. Con el propósito de promover la conexión con la naturaleza, él fundó el Children and Nature Network, el cual ayuda a las familias y a las comunidades a crear medio ambientes que pongan a los niños en contacto con la naturaleza.

> Escala las montañas y disfruta de sus buenas noticias…
> La paz de la naturaleza le inundará como la
> claridad del sol a los árboles. — *John Muir*

Existe un sinnúmero de estudios que demuestran los beneficios de que los niños estén en la naturaleza. Un estudio (American Institutes for Research, 2005) descubrió que los estudiantes en los programas de ciencias al aire libre mejoraron sus calificaciones de ciencias en un 27 por ciento. Andrea Faber Taylor y Francis Kuo, investigadores de la Universidad de Illinois, han demostrado que cuanto más verde es el medio ambiente diario de un niño, más tratables son sus síntomas de trastorno de déficit de atención, y en un reporte publicado en agosto de 2008, ellos describieron cómo los niños se concentran mejor luego de una simple caminata en el parque. Muchos otros estudios sugieren que los niños que pasan más tiempo en la naturaleza son más saludables, más felices, y tienen un mejor rendimiento académico.

EL REGALO DEL JARDÍN

Dios dedicó los primeros cuatro días de la creación a crear el medio ambiente ideal en el cual los humanos puedan ser prósperos— un jardín. ¡Fantástica idea! Pero la historia bíblica continúa; entró el pecado y nuestro mundo pasó de ser un jardín a convertirse en una jungla. Entonces, ¿cómo podemos recrear un santuario similar a un jardín con las demandas diarias de nuestras vidas?

En primer lugar, debemos entender que el mayor esfuerzo debe hacerse en las áreas de nuestras vidas que más se asemejen a una jungla. A veces el estrés de su día puede sobrecargarlo a tal punto que usted llega a su hogar con una mentalidad agresiva en lugar de una actitud apacible. No importa dónde viva, intente poner a un lado la atmósfera de la jungla y crear una experiencia más similar a un jardín. Su hogar, apartamento, o cuarto debería ser un lugar seguro para usted y su familia que no admita depredadores. Si la televisión, los juegos de la computadora, las películas en DVD, la política de oficina, o cualquier otra cosa amenaza ese ambiente apacible, ¿por qué no quitarlas del ambiente del jardín que usted intenta crear?

He aquí una manera bastante simple de recapturar el ambiente saludable del jardín dondequiera que usted esté. Intente hacer varias "pausas de respiración" a lo largo del día.

Una respiración adecuada es la clave para darle oxígeno vigorizante a sus órganos vitales y energía saludable a sus células. La respiración también abarca una dimensión espiritual. El aliento de Dios puso en funcionamiento el cuerpo, la mente, y el espíritu de Adán, convirtiéndose éste en un alma viviente. Si usted quiere vivir la vida al máximo, necesita llenar sus pulmones con aire, como así también renovar su espíritu con la presencia de Dios. El "aliento de Dios" es un sinónimo de la presencia del Espíritu Santo en su vida. Mis pausas de respiración mejoran la salud de mis pulmones al respirar profundamente, y la oración mejora la salud de mi espíritu. Hago esta pausa para renovar mi cuerpo y restaurar mi alma. Lo invito a leer las instrucciones para hacer una pausa de respiración en los Pasos hacia el Éxito al final de este capítulo.

EL JARDÍN EN SU MENTE

Nuestra mente es como un jardín. Nos convertimos en lo que plantamos y cultivamos. Siempre me he preguntado cómo Mary Lou podía oír cuando nuestros hijos se despertaban de una siesta o lloraban en la noche, antes de que yo los escuchara. La razón es la manera en que ella sintonizaba su mente. Esto se logra mediante nuestro SAR: Sistema de Activación Reticular.

El SAR se compone de una colección compleja de circuitos de neuronas, del tamaño de la punta de su dedo meñique, "que sirve como un punto de convergencia entre las señales del mundo externo y del ambiente interior".[24] Este aparato único de análisis de su cerebro es como un filtro entre su mente consciente y su subconsciente. El SAR "es la parte del cerebro donde su mundo exterior y los pensamientos y sentimientos de su *interior* se encuentran".[25] Aquí radica la belleza—el SAR le permite plantar un jardín sensorial.

Mary Lou se ha convertido en mi instructora de SAR. En nuestras caminatas o cuando nos sentamos en nuestro porche, ella se concentra intencionalmente en la belleza que nos rodea. Ella habla de la belleza inigualable de la forma de las nubes, el florecer de las magnolias, las flores, los patos en el lago y más. Mary Lou absorbe la naturaleza con todo su ser simplemente observándola, tocándola, oliéndola, escuchándola y hablando de ella. Luego su mente puede recordarla fácilmente.

Cuando usted se concentra en la belleza que lo rodea, su SAR absorbe la imagen de ese ambiente y la planta en el jardín de su mente. En esencia, nosotros somos los guardianes de nuestro jardín. Lo que permitimos que crezca en el jardín de nuestra mente es nuestra elección personal. Dios diseñó el SAR para que pudiéramos vivir en la jungla de este mundo con el jardín en nuestra mente.

CREADOS PARA UN JARDÍN

¿Alguna vez se ha preguntado por qué las personas son atraídas por la belleza de la naturaleza? No hacemos *nada* en el Gran Cañón o al pie de un árbol secoya; simplemente captamos la magnífica belleza natural. Nuestros álbumes de fotos incluyen puestas de sol, picos de montañas, lagos y playas. El ambiente preferido para las vacaciones es generalmente el lago, la playa, las montañas o alguna otra maravilla de la naturaleza.

Mientras escribo esto, estoy lleno de expectativas con respecto a realizar la ceremonia matrimonial de mi hijo Derek y su prometida, Nalani, en la isla jardín de Kawai. Es un lugar inspirador. La vida comenzó en un jardín llamado Edén, y es por esto que creo que instintivamente conocemos que fuimos creados para un jardín; a pesar de vivir en una ciudad, hay un impulso innato del espíritu de volver al jardín donde somos libres y prósperos.

Recrear un ambiente saludable es esencial para nuestra salud, pero esto se está volviendo más y más difícil de experimentar. Parte de la razón es porque, en los últimos siglos, la humanidad se ha trasladado progresivamente de ambientes más rurales (llenos de naturaleza) a las ciudades. Esta práctica se volvió tan predominante que en el año 2008, por primera vez en la historia de la humanidad, más personas estaban viviendo en las ciudades que en las áreas rurales.[26]

Mientras que vivir en las ciudades ciertamente puede tener sus ventajas, también puede haber desventajas. Por ejemplo, consideramos como algo cruel y antinatural enjaular animales, pero aun así nos hemos acostumbrado a someter a los seres humanos a un mundo en el que viven enjaulados en la vida urbana donde a menudo viajan bajo tierra (en el subterráneo), rodeados de polución, consignados y obligados a participar de la "carrera loca" del diario vivir. Una de las primeras consecuencias del pecado fue un ataque a la naturaleza—y esto continúa hoy día.

Afortunadamente, muchas personas están tomando medidas para restaurar la naturaleza. Por ejemplo, algunas personas que están dedicadas a la supervivencia de los animales han creado santuarios situados en reservas naturales donde los animales pueden reproducirse nuevamente. Podemos hacer lo mismo por nosotros. Podemos crear santuarios en la naturaleza donde la vida en el jardín es preciada y preservada. Ya sea en su hogar, vecindario, oficina o ciudad—haga que su meta sea alejar la jungla y recrear el jardín.

EL EFECTO DE LA JUNGLA

El cambio de la vida rural a la vida urbana experimentado por la sociedad a veces trae comentarios como éste de un amigo, "¡Mis hijos no pueden identificarse con un jardín como ambiente ideal! Nosotros nunca tuvimos un jardín mientras ellos crecían". En muchos sentidos, la vida urbana ha destruido la conexión entre los niños y la naturaleza.

En mi niñez, pasábamos nuestro tiempo libre principalmente afuera, estimulados al presenciar y al escuchar la naturaleza. A veces éramos disciplinados por aquellas terribles palabras, "Debes quedarte adentro". Que gran contraste con la manera en que vivimos ahora. Hoy día los niños a menudo están confinados a una vida adentro estimulada por un ambiente electrónico, viviendo una segunda vida que parece ser más emocionante que su vida real. Esto es trágico, porque considero que es crucial para la salud y el bienestar de nuestros niños que los regresemos a la naturaleza. Es por esto que Richard Louv y sus colegas se han embarcado en la cruzada con el grito de batalla, "¡Ningún niño será dejado adentro!"

Este principio no sólo es una clave para la salud de nuestros hijos sino para la salud de los adultos también. Fuimos creados para un jardín, pero cada vez más las personas son confinadas a lugares de trabajo antinaturales como los cubículos. Un tercio de los trabajadores nunca sale afuera durante el día. Una porción de aquellos que sí se aventuran a salir se contaminan a sí mismos y al medio ambiente al usar esta salida para fumar. ¿Es de extrañarse que las oficinas sean lugares de estrés, donde las personas se vuelven arrogantes, desgastadas, y exhaustas?

Las Estrellas de la Longevidad son excepciones a este ciclo. Aunque vivan en la jungla, han encontrado maneras de recrear ambientes de jardín, escapes, y retiros. Lo invito a que tome este camino hacia un 100 Saludable al diseñar sus propios jardines de la salud.

LOS BENEFICIOS DE UN AMBIENTE
NATURAL PARA LA SALUD

Hoy día muchos estudios demuestran cómo los ambientes naturales promueven el bienestar, y los hospitales y los centros de salud han incorporado la naturaleza en los diseños de interiores y en las áreas exteriores como los jardines de sanación. Muchas otras instituciones, como oficinas y edificios públicos, también reconocen que las personas están más tranquilas, más concentradas y más felices en un ambiente natural agradable.

> Cuanta más tecnología usamos, más necesitamos la naturaleza.
> — *Richard Louv*

Diseñar su ambiente se conoce como la "ingeniería ambiental". Es un campo de estudio relativamente nuevo con aplicaciones múltiples a nuestro tema de este capítulo—de hecho, a todo el libro. La idea básica es que la mayoría de nosotros ha construido cosas en nuestro ambiente que nos tientan o nos desvían del caminar hacia el cambio o de alcanzar nuevas metas en cuanto a nuestro estilo de vida. Así que, por el resto de este capítulo, me gustaría concentrarme en algunas ideas de ingeniería ambiental para su consideración, cada una de ellas orientada a evitar aquellas acciones que puedan conducir al fracaso, y a hacer mejores elecciones que lo ayudarán a ir en pos de la salud con éxito. En todas estas cosas, tenga en mente que usted no es el tren, sino el *ingeniero*. Actúe positivamente. Realice todos los cambios que pueda. Siga avanzando dondequiera que sea posible. Como resultado, usted y su familia serán más saludables y más felices.

Muchas de las sugerencias a continuación provienen de y son desarrolladas en el libro del Florida Hospital titulado *Creation Health Seminar Personal Study Guide/Guía personal de dstudio del seminario de Salud Creación:*[27]

Energía solar

La luz del sol es un poderoso generador de salud y bienestar. La luz del sol promueve el pensamiento positivo al aumentar la serotonina, un importante químico de "felicidad" del cerebro. Niveles reducidos de serotonina han sido asociados con varios trastornos y síntomas, incluyendo el Trastorno con Déficit de Atención e Hiperactividad (ADHD, por sus siglas en inglés), irritabilidad, depresión, síndrome de fatiga crónica y náusea. La luz del sol puede matar los gérmenes. Por lo tanto, simplemente abrir sus persianas puede ayudarle a estar más saludable. Mientras que el exceso de luz solar puede aumentar el riesgo de ciertos tipos de cáncer, la misma, en cantidades moderadas, puede mejorar la salud. Para una mejor salud, es importante recibir suficiente luz del sol evitando quemaduras.

Aire puro

El aire está electrificado con vivificantes moléculas de oxígeno, las cuales realzan un sentido de bienestar, aumentan el índice y la calidad de crecimiento en las plantas y en los animales, disminuyen la ansiedad por medio de su efecto tranquilizante y relajante, bajan el ritmo cardíaco de reposo, y disminuyen la supervivencia de las bacterias y los virus en el aire. Sólo una lista parcial de los beneficios de limpiar el aire viciado de nuestros pulmones con una respiración de aire puro puede ayudarnos a entender por qué cuando usted sale a la naturaleza, una de las primeras cosas que hace es ¡respirar bien profundo! Así que salga al aire libre y a la naturaleza, especialmente a aquellas áreas de montañas, bosques, al lado mar y donde haya cascadas. Tampoco se olvide de la calidad del aire interior. Si usted vive en un lugar donde hay polución del aire, considere un purificador de aire o agregue los purificadores de la naturaleza, las plantas, a su ambiente.

Espacio personal

Tómese un momento para pensar en su espacio personal—tanto en su hogar con en su lugar de trabajo. ¿Hay ventanas que pueda abrir para dejar entrar el brillo del sol? De no ser así, ¿puede pasar al menos un poco de tiempo afuera todos los días? Salir de su lugar de trabajo y respirar un poco de aire puro puede ser rejuvenecedor. ¿Puede añadir algunas plantas o poner una pequeña fuente de agua en la mesa? O quizás puede incorporar bellos cuadros de naturaleza en su hogar o en su lugar de trabajo. Estos podrían ser fotografías en la pared, fondos de pantalla en su computadora, piezas de arte describiendo escenas y ambientes naturales, o exhibiciones de la naturaleza en un plasma. ¿Y qué pasa con el desorden? Los organizadores profesionales aconsejan a sus clientes que deshacerse del desorden no sólo aumenta su eficiencia sino que también crea un sentido de energía liberadora y claridad mental.[28] Piense creativamente en un ambiente de jardín, y agregue tantos toques de naturaleza como le sea posible.

Aroma

Quizás haya escuchado el consejo de que si usted quiere vender su casa, debería tener el agradable aroma de galletas o de un pastel de manzana horneándose cuando vengan compradores interesados a verla, porque el aroma hace que ellos se sientan "como en su casa". Puede haber algo de verdad en esto. Nuestro sentido del olfato puede provocar de una manera poderosa respuestas físicas tanto positivas como negativas. Usted puede usar esto a su favor. ¿Existe algún aroma en particular que trae consigo la memoria de una infancia feliz? Haga de eso un componente regular de su ambiente. Las preferencias en cuanto a aromas son altamente personales (esto explica la variedad sin fin de perfumes y colonias), por lo tanto, explore lo que funciona para usted.

Sonido

¿Lo pone nervioso el sonido del taladro de un dentista? ¿Y qué pasa con el sonido de las olas del océano que acarician suavemente la playa? El sonido es un componente importante de nuestro ambiente. Ciertas investigaciones demuestran que el ruido eleva el estrés psicofisiológico (la presión arterial en reposo y la epinefrina y la norepinefrina nocturna), disminuye los niveles de la calidad de vida percibida[29] y contribuye a deficiencias en la memoria a largo plazo y en los puntajes en exámenes de lectura estandarizados.[30] Incluso bajos niveles de ruido pueden reducir la productividad.[31] Por otro lado, una música relajante puede difuminar la tensión causada por el ruido. Considere incluir música relajante en su ambiente o tal vez sonidos de la naturaleza tales como las olas del océano o cascadas en audio.

Escape

Mientras que el sonido ciertamente puede tener una influencia positiva en su salud, la ausencia de sonido también puede tener un efecto sanador. Quizás uno de los mejores escapes que tenemos es en un lugar solitario y tranquilo. Imagínese estar sentado en el medio del jardín de Dios con sólo los sonidos de la naturaleza llenando sus oídos y calmando su espíritu: pájaros trinando, un arroyo que fluye suavemente, la brisa susurrando en las hojas. Permítase un tiempo de silencio, ya sea para orar, meditar o para concentrarse en un amanecer. Lo animo a silenciar las palabras tanto fuera como dentro de su cabeza y a escuchar el Espíritu de Dios en su interior. En muchos sentidos, parece un enigma que el no hacer nada requiere práctica. Pero en nuestro mundo acelerado sí puede requerir práctica. Vea las herramientas en nuestra página en la web que pueden ayudarlo en la meditación que lo relajará y lo energizará. Muchos estudios respaldan los beneficios de la meditación para la salud. ¡Así que no se sienta como si no estuviera haciendo nada cuando no está haciendo nada! Esa es una pieza más de un estilo de vida de un 100 Saludable.

COMIENCE POCO A POCO

Ahora, con todas estas ideas, no estoy sugiriendo que gaste mucho dinero para transformar todos los ambientes donde pasa el tiempo. Simplemente, comience con elecciones y cambios pequeños en su esfuerzo por intercambiar una sobrecarga sensorial por un jardín de tranquilidad. Antes de su muerte, Henri Matisse, el gran pintor Francés contemporáneo, pasó varios meses postrado en la cama con cáncer de colon. Su familia movió su cama para que él pudiera ver el paisaje desde la ventana. Aun más importante, ellos cambiaban lo que había en la repisa de la ventana para inspirar su creatividad continuamente. Él pintó algunas de sus piezas de arte más famosas mientras estaba en su lecho de muerte. ¡Qué legado y qué regalo fue aquello para su familia y para todos quienes disfrutan de semejante genio!

Así que mire los espacios en los cuales ocupa la mayor parte del tiempo. ¿Encuentra cosas que lo inspiran y que elevan su espíritu? Quizás es una preciada fotografía o una simple planta de interior. Lo que sea, su entorno no sólo debe atenerse a lo funcional. Piense en las experiencias sensoriales que le traen tranquilidad y paz, y encuentre la manera de incorporarlas en su ambiente. Puede encontrar más sugerencias visitando Healthy100.org.

Pasos hacia el éxito

• **Pausa de respiración** – Una respiración apropiada vigoriza su cuerpo, mente y espíritu. Lo ayuda a relajarse, a pensar con más claridad y a tener más energía. Tómese diez minutos al día (o siempre que necesite un estímulo) para realizar el siguiente ejercicio de respiración profunda:

A) Siéntese o párese cómodamente con su espalda derecha, pero relajada; B) Inhale lentamente a través de su nariz por cuatro segundos, llenando su abdomen (no su pecho) como un globo; C) Contenga su respiración por cuatro segundos; D) Exhale lentamente a través de su boca por siete segundos, sacando de sus pulmones todo el aire que le sea posible; E) Repita este ejercicio tres o cuatro veces. A medida que su cuerpo se acostumbre más a esta actividad, puede aumentar la duración de las respiraciones o el número de respiraciones que realice. Sólo asegúrese de detenerse si se siente mareado o débil. Para enriquecer más esta experiencia, use este tiempo de respiración profunda para meditar en las Escrituras o para orar a Dios en silencio. Una vez que haga de la respiración profunda parte de su rutina, es probable que descubra que obtiene más energía al hacer una pausa de respiración que cuando su descanso consiste en tomarse un café o comeralgo.

• **Salga al aire libre** – Si usted trabaja en una oficina, piense en las maneras en que puede salir al aire libre al menos por unos pocos minutos diarios. En lugar de reunirse en una sala de conferencias sin ventanas, programe tener una reunión al aire libre en la que pueda también caminar. Durante su pausa para el almuerzo, lea un libro al aire libre. Camine alrededor de algún lago cercano y alimente a los patos. Frecuente los cafés que estén al lado de lagos, beba algo afuera en el porche o disfrute de un desayuno en el patio.

• **Planee un paseo al aire libre** – Vaya a algún lugar o realice alguna actividad que lo exponga a la belleza natural que nunca haya experimentado antes. Pruebe ir de camping, en canoa, caminatas, alpinismo, paseo en bote, o conduzca hacia un lugar hermoso. Cuanto más logre hacer una imagen mental de lo que lo inspira en la naturaleza, más podrá traer esa experiencia a su vida diaria.

• **Consiga una mascota** – Otra gran manera de experimentar la naturaleza es consiguiendo una mascota que usted pueda amar y cuidar. Se ha documentado que tener una mascota tiene muchos beneficios para la salud. Por ejemplo, tener un perro es probable que lo incentive a caminar más, lo cual tiene su propio beneficio para la salud. Si vive en un lugar donde no se permite tener mascotas, considere obtener una membresía del zoológico local o trabajar de voluntario en un refugio de animales.

• **Interacción de adultos/niños** – Aquellas cosas que aprendemos en el ambiente de la naturaleza son caracterizadas a menudo por menos estrés y más resistencia. ¿Qué tal si va a caminar por la tarde con sus hijos mientras hablan de las cosas de la vida? O cuando la disciplina es necesaria, qué tal si caminan mientras hablan del asunto. Quizás luego de la disciplina pueden ir a caminar juntos y permitir que la sanación natural tenga lugar al aire libre y no entre las cuatro paredes de una habitación.

• **Jardín interior** – Hoy día hay disponibilidad de muchas opciones para crear un pequeño jardín dentro de su hogar. Compre un macetero para colgar de la ventana en el cual puede sembrar semillas para que crezcan diferentes plantas, como por ejemplo: flores (caléndulas, girasoles, crisantemos, mezcla colorida de flores); vegetales (zanahorias, apio, cebollas, tomates); hierbas (albahaca, cebollinos, perejil, romero). Ésta también es una muy buena actividad para que se involucre a los niños.

7

ACTIVIDAD

*Cómo la actividad genera energía
y una vida poderosa*

E L EVENTO ES LA MARATÓN DE HONOLU 2010. LAS
cámaras televisivas y los reporteros se encuentran en la línea de
llegada para capturar un momento de récord mundial. La excepcional
atleta se llama Gladys Burrill. Sus seguidores han observado su
progreso a lo largo de la carrera, y ahora el observador de la línea de
llegada la identifica en la distancia. Los fans se inclinan por encima
de las cuerdas para alcanzar a ver este fenómeno. Cuando se divisa
su figura, rompen los aplausos. Los gritos de aliento llenan el aire,
"¡Vamos *Glady-adora*, vamos *Glady-adora*! ¡Puedes lograrlo! ¡Récord
mundial! ¡Sigue adelante!"

El año anterior, ella tenía la esperanza de alcanzar el récord, pero
sus esperanzas fueron arrebatadas a causa de calambres estomacales.
Pero ahora se encuentra a menos de trescientas yardas de alcanzar
un logro increíble. ¿Puede mantener ese ritmo? El aliento y los
gritos de la multitud se vuelven aún más fuertes.

De pronto, Gladys reduce su velocidad—y luego se detiene. Los
gritos de sus fans se vuelven quejidos, temiendo que se repita lo del
año pasado. Las preguntas llenan el aire: "¿Está lesionada?" "¿Cuál es
el problema?" "¿Qué está haciendo?" "¿Por qué se detuvo?"

Luego de una pausa de un minuto, Gladys convierte las dudas en aplausos, resume su paso y cruza la línea de llegada con un rendimiento que estableció un récord mundial. Su sonrisa cuenta la historia de un recorrido increíble. Sus brazos levantados evocan la ovación de sus fans. Mientras da un paso hacia adelante, le cuelgan una colorida guirnalda de flores hawaianas y recibe las felicitaciones dignas de una gran campeona.

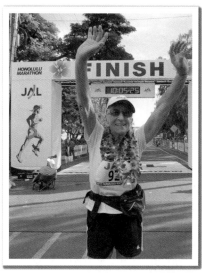

Gladys Burrill, a la edad de noventa y dos años, se convirtió en la mujer de más edad en participar de una maratón oficial, con un paso acelerado de un total de 9 horas, 53 minutos y 16 segundos, rompiendo el récord de edad del corredor de maratones escocés Jerry Wood-Allen, de noventa años de edad y quién completó el Maratón de Londres.

¿Quién es esta campeona y qué podemos aprender de ella? Gladys es la menor de seis hermanos, hijos de

Gladys Burrill finalizando el maratón a los 92 años [La foto es cortesía del Maratón de Honolulu]

inmigrantes finlandeses. A los once años contrajo polio pero luego se recuperó. Madre de 5 hijos, Burrill perdió a su hijo Kevin como consecuencia de un tumor cerebral. Luego, sólo dos años antes de alcanzar el récord mundial, su esposo falleció. "He tenido muchos obstáculos en la vida", dijo Gladys, "pero Dios siempre estuvo allí conmigo." [32] La aventura y el ejercicio le han ayudado también a lidiar con el estrés y el sufrimiento a lo largo de su vida. Además de su entrenamiento de distancia, Burrill ha sido también piloto de aeroplanos y alpinista.

Comparto la historia de Gladys porque ella es una de las Estrellas de la Longevidad—una persona que ha modelado el estilo de vida saludable del acrónimo CREACIÓN. Jim Barahal, presidente del Maratón de Honolulu, dijo que estaba atónito por el logro de Burrill. "Pienso que es absolutamente increíble", comentó Barahal al noticiero KITV News. "...ver lo que ella está haciendo a su edad. Es realmente sorprendente. Qué inspirador."[33] El regalo de Gladys de inspirar a los demás no sólo abarca el ejercicio y la aventura. Ella también da de sí misma, ayuda a los necesitados y alienta a los demás a hacer lo mismo. De acuerdo con los reportes de noticias, Barahal y los organizadores del maratón le dieron $2,500 —en homenaje a Gladys— al Lokahi Giving Project (Proyecto Dadivoso Lokahi), el cual ayuda a familias necesitadas con comida y otras necesidades básicas. Gladys comenta que hace lo mejor que puede, usando su fama local para ayudar a tales proyectos. "Yo sé lo que es experimentar la pobreza", ella afirma.

Las palabras de Gladys revelan un espíritu de tenacidad, capaz de adaptarse y superar las adversidades que ha hecho que los medios de comunicación la apoden "Glady-adora". Su filosofía es que la vida es como una maratón, que requiere perseverancia, fortaleza y coraje. "A veces salgo [a caminar] con todo el peso del mundo en mis hombros y regreso sintiéndome tan fuerte y renovada", comenta Gladys. "Es muy importante pensar positivamente...soñar con las cosas que uno quiere hacer en el futuro, incluso si esas cosas son imposibles. Esto hace que uno pueda continuar." [34]

> **¡En Su presencia usted es eternamente joven!**
> — King David (Salmos 103:5, parafraseado por el autor)

Todavía resta un misterio: ¿Por qué ella se detuvo tan cerca de la línea de llegada? Su tiempo podría haber sido dos minutos menos de no haber sido por la pausa. Gladys explicó que a unos pocos cientos de pies de la línea de llegada ella se detuvo para orar, porque según sus propias palabras, "pensé que mi vida cambiaría una vez que cruzara esa línea. Sabía que algunas personas necesitaban aliento, ¡así que pensé que eso era muy importante!" [35] ¡Extraordinario! En medio de su desempeño de récord mundial, Gladys hizo una pausa

EL EJERCICIO Y LA MENTE

Un principio fundamental del Sistema de Salud Adventista es un estilo de vida activo que estimula el cuerpo, desarrolla la mente e inspira el espíritu. El Dr. John Harvey Kellogg, fundador y director médico del Sistema de Salud Adventista,[37] examinaba la fuerza de cada paciente y prescribía un régimen personal de ejercicio para cada uno, incluyendo a los pacientes que habían sido operados—lo cual era revolucionario. En los años 1860, si usted padecía de una enfermedad cardíaca, la mayoría de los médicos le prescribían un total de seis semanas de reposo en cama. Pero no el Dr. Kellogg—el creía que el ejercicio aceleraría el proceso de sanación, por lo cual fue uno de los primeros en hacer caminar a los pacientes luego de una cirugía.

> Una vigorosa caminata de cinco millas hará más por un adulto infeliz, aunque aparte de eso saludable, que toda la medicina y la psicología del mundo.
>
> — *Paul Dudley White*

El Dr. Kellogg inventó y desarrolló algunos de los primeros aparatos de hacer ejercicio jamás usados anteriormente, incluyendo el dinamómetro (un aparato usado para medir los músculos que fue adoptado por las academias militares), la bicicleta fija, el caballo mecánico y la máquina de remos, entre muchos otros. Su hospital incluyó el primer gimnasio médico, el cual fue un modelo para los centros modernos de ejercicio. El Dr. Kellogg recomendaba especialmente caminar, correr bicicleta, y nadar. Él montaba en bicicleta hasta los noventa años. Para hacer que el ejercicio fuese más divertido, le agregó música. Columbia Records vendió un set de diez discos que presentaba "Un sistema científico de ejercicio que tonificaba los veinticinco principales grupos de músculos del cuerpo".

En su libro *El templo viviente*, el Dr. Kellogg afirmó que, "El ejercicio acelera el flujo de la vida, aumenta la actividad cardíaca, también la actividad de los pulmones, el estómago, el hígado y de cada órgano vital; y ...así que es uno de los más grandes medios que promueven la vida y la salud. Todos los ejemplos de una longevidad extraordinaria que han sido reportados han sido de personas...cuyos hábitos en la dieta y en otros aspectos eran simples y regulares".[38]

La actividad física afecta mucho más que el cuerpo físico. También ayuda a nuestras mentes. Los órganos de nuestro cuerpo están íntimamente relacionados entre sí Todo lo que hay dentro de nosotros influencia todo lo demás. El estado de nuestros pulmones afecta la condición del corazón. Nuestros estómagos afectan nuestros intestinos. Más allá de eso, nuestro cuerpo pueden influenciar nuestra mente. Quizás usted haya oído cómo nuestra perspectiva mental o el nivel de estrés puede impactar nuestra salud física. Bueno, eso es una vía de doble sentido. La mente afecta el cuerpo. Pero el cuerpo también afecta la mente. El ejercicio regular puede mejorar la actitud general de nuestra mente. De hecho, el ejercicio tiene una variedad de efectos psicológicos que mejoran la salud física. Neutraliza el estrés, es un tratamiento efectivo para la ansiedad, y de acuerdo con algunos investigadores, es tan efectivo como la psicoterapia en el tratamiento de la depresión leve.[39] El ejercicio también puede reducir el ritmo del envejecimiento; ¡más buenas noticias.

UNA VIDA MEJOR Y MÁS LARGA

¿Sabe cuáles son en la actualidad las cuatro causas predominantes de muertes y discapacidades que pueden ser prevenidas? Las enfermedades cardiovasculares (enfermedades cardíacas y derrames cerebrales), cáncer, diabetes y enfermedades pulmonares. Muchas de estas enfermedades están vinculadas a las elecciones del estilo de vida. Según un artículo publicado en la revista médica *Archives of Internal Medicine* (Los Archivos de Medicina Interna), cuatro elecciones relacionadas al estilo de vida se consideran como pilares para alcanzar una vida mejor y más larga: no fumar, mantener un peso saludable, comer diariamente una gran variedad de frutas y vegetales y hacer ejercicio regularmente. ¡Desafortunadamente, el número de personas que ponen en práctica estos cuatro hábitos saludables es un escaso tres por ciento![40]

La amplia mayoría de los estadounidenses no son activos regularmente—pese a todos los estudios que promueven los beneficios del ejercicio. Los Centros para el Control y la Prevención de Enfermedades describen el problema de esta manera: "La sociedad estadounidense se ha vuelto 'obesogénica', caracterizada por ambientes que fomentan un mayor consumo de comida, comidas no saludables, e inactividad física".[41]

En el hospital vemos los resultados tristes y catastróficos de los estilos de vida sedentarios, y también somos testigos de los notables beneficios de la aptitud física. Simplemente caminando de treinta a cuarenta minutos tres a cinco veces por semana, se puede disminuir el riesgo de una muerte prematura a causa del cáncer y de enfermedades cardiovasculares ¡de un 20 a un 40 por ciento! [42] También se ha demostrado que caminar mejora la memoria y ayuda a prevenir la enfermedad de Alzheimer.[43]

Muchos expertos de la salud creen que la actividad física puede en verdad ser considerada como la droga milagrosa, pues fortalece el cuerpo para luchar contra la enfermedad. De hecho, actividades con un propósito determinado pueden ser la mejor medicina para luchar contra casi cualquier enfermedad. Éstas ayudan al cuerpo a combatir el estrés, la ansiedad y la depresión. Le permite dormir mejor, verse mejor y sentirse mejor.

Si usted está en la edad mediana, su compromiso personal de ser activo físicamente es crucial. Si usted no está en buena forma física a los cincuenta, su expectativa de vida proyectada es ocho años menos que si usted está en forma. El Dr. Jarett Barry, un cardiólogo del Southwestern Medical Center de la Universidad de Texas en la ciudad de Dallas, presentó este hallazgo a la Heart Association Conference (La Conferencia de la Asociación del Corazón), basado en su estudio de 1,765 hombres y mujeres. La investigación reveló que si usted está en forma a los cincuenta, se duplica su probabilidad de vivir hasta los ochenta y cinco.[44] Así que si usted se acerca a la edad mediana, o incluso si tiene cincuenta, ahora es el momento de volverse activo y de vivir activamente.

Una vida en forma implica tres clases diferentes de actividad física.

TRES CLASES DE ACTIVIDAD FÍSICA

Las tres clases importantes de actividad física son la resistencia, la fuerza y la flexibilidad.

Resistencia

Las actividades de resistencia implican entrenamientos cardiovasculares o aeróbicos. Tales ejercicios hacen trabajar al corazón y los pulmones, volviéndolos más fuertes y más eficientes. Los ejercicios de resistencia aumentan el ritmo cardíaco por un período de tiempo continuo. Este tipo de ejercicio es especialmente importante para aquellas personas que pasan la mayor parte de su día realizando un trabajo que no requiere mucho esfuerzo físico. Cuando usted entrena su corazón mediante ejercicios de resistencia, uno de los mayores beneficios es que tendrá más energía.

Ya sea corriendo, caminando, andando en bicicleta, remando, nadando o realizando cualquier movimiento que haga trabajar su corazón y sus pulmones, los resultados son múltiples y valiosos. Se sabe que el entrenamiento cardiovascular reduce el riesgo de enfermedades cardíacas, mejora el colesterol en la sangre y los niveles de triglicéridos, mejora el funcionamiento del corazón, reduce el riesgo de osteoporosis y mejora la masa muscular.[45] El ejercicio de resistencia es también importante para controlar el peso.

En el libro *Creation Health Breakthrough/Descubriendo los principios de la Salud CREACIÓN*, el Dr. Reed recomienda, "Su ejercicio físico debería ser lo suficientemente intenso y lo suficientemente largo para lograr un efecto de entrenamiento cardiovascular. Hágalo más o menos por treinta minutos, al menos tres veces a la semana.... Si usted está tratando de perder peso, intente llegar a los sesenta minutos la mayoría de los días de la semana. Comience lentamente y vaya aumentando gradualmente. La intensidad de su ejercicio debería ser lo suficientemente extenuante como para sentir que su cuerpo está trabajando, pero no necesita ser agotador. Si así lo fuera, habría menos probabilidades de que usted continuara haciéndolo".[46]

El Dr. Reed también menciona que usted siempre debe obtener la aprobación de su doctor antes de comenzar con un programa de ejercicio, especialmente si usted está muy sobrepeso, tiene más de cincuenta años o sufre de una enfermedad crónica como enfermedades cardíacas o diabetes.

Fuerza

Hoy en día existe una evidencia creciente acerca del valor del entrenamiento de fuerza—lo que algunos llaman nuestra mejor arma contra el envejecimiento. Puede beneficiar la masa muscular, el porcentaje de grasa corporal, la tolerancia del azúcar en la sangre, la presión sanguínea y la densidad ósea. Una proporción alta de músculo-a-grasa causa que su índice metabólico—el índice en el cuál usted quema calorías—aumente, haciendo que la pérdida y el control de peso sean más fáciles. Los músculos fuertes también mejoran el rendimiento físico en lo que sea que esté haciendo mientras que también lo protege contra las lesiones.

Los expertos cada vez enfatizan más que el entrenamiento de fuerza no sólo es para los jóvenes. Sus beneficios pueden protegerlo de contraer o reducir los síntomas de artritis, diabetes, osteoporosis y dolores de espalda. Tener músculos y huesos fuertes reduce la probabilidad y los efectos de las caídas. De hecho, a medida que usted envejece, el entrenamiento de fuerza podría ser aún más importante.

El Dr. Reed recomienda que realice entrenamiento de fuerza al menos dos veces por semana. "Un programa básico incluiría ejercicios usando los grupos musculares principales de los brazos, las piernas y del torso: hombros, pecho, abdomen, caderas, pelvis y los músculos superiores e inferiores de la espalda.....Aumente poco a poco hasta hacer de diez a doce repeticiones del mismo ejercicio, haga una breve pausa, luego repita otro set. Generalmente dos sets son suficientes." [47]

Es importante recordar que *todas* nuestras funciones corporales comienzan a debilitarse cuando nuestros músculos se debilitan. Por lo tanto asegúrese de incorporar un entrenamiento de fuerza regular como parte de su plan de actividades.

Flexibilidad

El tercer componente de un buen estado físico es la flexibilidad. Otro problema con nuestro moderno estilo de vida sedentario es que los músculos inactivos se vuelven rígidos y aumenta el riesgo de sufrir lesiones. Esto hace que la flexibilidad sea una parte crucial en el estado físico, especialmente a medida que envejezcamos. Cuando usted está activo y exige más de sus músculos, ocurre un proceso de estiramiento que aumenta su flexibilidad y fuerza y reduce la probabilidad de lesionarse.

El estiramiento no es sólo para los atletas. El estiramiento mejora la flexibilidad y la amplitud de movimiento, protege contra las lesiones, mejora la circulación y alivia el estrés. Usted puede estirarse en casi cualquier lugar o en cualquier momento.

Hay disponibilidad de muchos libros y otros recursos que le pueden proporcionar buenos ejercicios de estiramiento. Pero antes de comenzar con cualquier rutina de estiramiento, recuerde que la inactividad causa que los músculos se pongan rígidos—aumentando la probabilidad de lesionarse. Por lo tanto, asegúrese de comenzar lentamente mientras se esfuerza en aumentar su flexibilidad. El Dr. Reed afirma, "Es importante precalentar adecuadamente antes de comenzar el estiramiento. Esto disminuirá la rigidez de sus músculos y aumentará su amplitud de movimiento mientras usted se estira.... Usted debería sentirse bien cuando se estira. Asegúrese de estirar los músculos en su gama completa de movimiento hasta que usted sienta una leve resistencia (no dolor), luego mantenga la posición de treinta a sesenta segundos y relájese. No rebote. Respire relajadamente".[48]

El Dr. Reed también sugiere que se comprometa a hacer una rutina de estiramiento al menos tres veces por semana para beneficiarse al máximo.

TRES MOTIVADORES PARA LA ACTIVIDAD

La motivación y la consistencia son dos de los desafíos a que nos enfrentamos a la hora de mantener un plan de actividad física. Durante el proceso de entrevistar a cientos de miembros activos (un total de 4.500 miembros) en el Celebration Health Fitness Center, descubrí tres motivadores que los mantienen en el camino hacia la salud.

El primero es la "motivación del yo", o participar en una actividad con el propósito de mejorarse a uno mismo. Estas personas tienen una meta personal y son tenaces mientras van en pos de ella. Ellas establecen metas específicas con respecto al peso, la fuerza y la dieta, siguen programas bien definidos, documentan su progreso y rara vez se pierden una sesión de ejercicio. Ellas están tan enfocadas que llegan al gimnasio, conectan su reproductor de música y se concentran tanto que casi se olvidan de las otras personas que los rodean. Ellas realizan su entrenamiento con la disciplina de un atleta profesional.

El segundo es "la motivación del nosotros". Aquí encontrará uno o más amigos para correr juntos, para caminar juntos o para entrenar juntos. El esfuerzo es más de *nosotros* que del *yo*. Nos divertimos, nos alentamos y nos guiamos el uno al otro a actividades y deportes variados. Esto beneficia a la persona ya que resulta en amistades más profundas y en un buen estado físico.

La tercera es "la motivación de ellos". Ahora usted está haciendo ejercicio y socializando por una causa, enriqueciendo la experiencia con generosidad y un propósito mayor. Usted cuida de su cuerpo, alienta a sus amigos y mejora su mundo.

Samantha, líder de negocios, esposa y ocupada madre de dos hijos quería mejorar su salud. Como ella es una persona sociable, desafió a algunos amigos a entrenar con ella para correr en el medio maratón de Disney, cosa que ella nunca había realizado antes. Cuando ella y sus amigos comenzaron, se le ocurrió una idea y le dijo a sus amigos, "Saben, algo que sería mejor que correr esa carrera, sería correrla ¡para hacer una diferencia por los niños!" Ellos decidieron buscar patrocinadores y recaudar dinero para el *Walt Disney Pavilion* del *Florida Hospital for Children* (Hospital de Florida para Niños). La idea fue tan estimulante que más amigos se unieron al esfuerzo y eventualmente diecisiete mujeres cruzaron la línea de llegada, habiendo juntado cerca de $20,000.

La historia no termina aquí. Este grupo se ha vuelto como un imán para más personas que quieren unirse y entrenar para futuras carreras. El entusiasmo ha ido mucho más allá de los beneficios físicos de correr, ha llegado a la gratificación de que están haciendo algo para hacer del mundo un mejor lugar. Ese es el efecto multiplicador de esta dimensión de actividad. Así que si usted está tratando de motivar a sus amigos a que hagan ejercicio—intente el ejercicio físico orientado a una causa. Es un gran lugar por dónde empezar. Simplemente pregúntenle a Sam.

LA ACTIVIDAD ES LA CLAVE PARA
CONTROLAR LA ENFERMEDAD

Jimm Bunch había practicado los 8 Secretos durante la mayor parte de sus treinta y tres años de vida. Él era vegetariano y físicamente activo. Mientras asistía a la *UCLA* (Universidad de California en Los Angeles), donde esperaba recibir su *MBA* (Maestría en Administración de Negocios) al cabo de unos tres meses, recibió una noticia paralizante. Estaba a punto de aventurarse a su segundo viaje en bicicleta atravesando el país con su futura esposa cuando descubrió que tenía diabetes tipo I— comúnmente conocida como "diabetes juvenil", ya que normalmente aparece durante los años de la adolescencia o antes. Jimm inmediatamente comenzó a preguntarse si alguna vez iba a poder cruzar el país en bicicleta nuevamente.

"Antes de contraer diabetes, no sabía nada de ella", dice Jimm. "Por supuesto, mi reacción inicial fue preocupación y ansiedad. Pero sabía que no podía continuar así. Así que me eduqué en cuanto a manejar mi condición. Decidí que no dejaría que esta condición me detuviera, y en la mayor parte, no lo hace". En la actualidad, Jimm es el Presidente del *Park Rídge Hospítal* en Carolina del Norte. Desde su diagnóstico, él ha participado de dos viajes más cruzando el país en bicicleta.

Jimm expresa que tiene que estar en forma para poder mantener el ritmo de sus dos hijos a quienes les encanta esquiar, hacer caminatas extensas y otras actividades al aire libre. "Honestamente, en vez de limitarme, la diabetes me ha empujado a prestar más atención a vivir de la manera que quiero vivir en primer lugar. Es casi una excusa para cuidarme de una excelente manera."

Jimm no piensa demasiado en ninguno de los aspectos negativos de su enfermedad. De hecho, cuando él llena formularios médicos rutinarios, a menudo tiene que hacer una pausa y recordarse a sí mismo que es diabético. La clave para él es su relación con Dios, con su familia y un equilibrio diario en la comida y en la actividad.

"Junto al gen que causa la diabetes se encuentra el gen que causa la apatía", dice Jimm con una sonrisa irónica. "Hay muchos doctores que no les gusta trabajar con los diabéticos porque muchos de ellos no intentan controlar la condición. Pero yo me siento afortunado porque de todas las enfermedades que podría haber contraído, contraje una que es controlable. Yo sé que todas las elecciones que hago día a día ayudan a determinar el destino de mi salud."

Jimm entiende que a medida que envejece, los principios de Salud CREACIÓN son incluso más importantes. "Yo les digo a las personas que hagan algo activo cada día. ¡Simplemente muévanse! Aunque sólo sea una caminata de media hora. Yo sé que funciona porque tengo que monitorear el azúcar en mi sangre constantemente, y noto que la actividad hace la diferencia."

Así que no importa cuál sea su situación hoy, usted puede elegir participar de la vida activa que Dios diseñó para usted. Puede aceptar y usar su energía y habilidades para nutrir su espíritu. Tenga un nuevo enfoque en sus actividades diarias. Viva la vida con un propósito y con significado. Esto es lo que lo impulsa hacia un 100 Saludable.

Pasos hacia el éxito

- **Las tres motivaciones** – De las tres motivaciones de actividad— yo, nosotros, ellos—¿cuál de ellas cree que le daría la mayor satisfacción? ¿Qué paso podría dar hoy para participar en esa motivación para ser más activo?

- **Evaluación** – Use una "x" para marcar su nivel actual de actividad física en la siguiente escala:

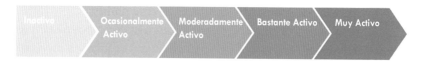

Inactivo | Ocasionalmente Activo | Moderadamente Activo | Bastante Activo | Muy Activo

Ahora use una "o" para marcar el nivel de actividad que usted quiere tener dentro de un mes. Use una "O" mayúscula con un punto en el medio (un blanco) para indicar el nivel de actividad al que usted aspira tener al cabo de un año.

- **Superación** – ¿Cuál de las siguientes cosas parece obstaculizar su participación en un estilo de vida más activo? ¿Y qué puede hacer para superar cada una de ellas?

_____ Falta de tiempo

_____ Falta de acceso a un lugar para hacer ejercicio

_____ Falta de motivación

_____ TV y/o el Internet

_____ Falta de alguien con quien hacer ejercicio

_____ Falta de vestimenta apropiada y/o equipo

_____ Falta de energía

_____ El clima (o la temperatura en general)

- **Dirección** – Teniendo en mente que la "actividad no es un destino sino un recorrido continuo", ¿qué usted podría hacer para retomar una mejor dirección hacia el objetivo de una vida más saludable y más activa...?

Hoy: _____

Esta semana: _____

Este mes: _____

El resto de este año: _____

- **Actividad** – ¿Qué puede hacer para aumentar su actividad en las áreas de ...?

Resistencia: _____

Fuerza: _____

Flexibilidad: _____

UN 100 SALUDABLE

8

CONFIANZA

Por qué la confianza es la herramienta de salud más poderosa de todas

AL NACER SU SEGUNDO HIJO, TOM Y LINDA Starnes se enfrentaron a una encrucijada de vida o muerte. Mac, su precioso bebé varón, probablemente no viviría para festejar su primer cumpleaños. En ese momento difícil, ellos eligieron poner su confianza en Dios como nunca antes. Linda describió su drama de la fe:

> El día anterior al nacimiento de Mac, nuestro obstetra determinó que Mac estaba en gran peligro y que era probable que no sobreviviera el proceso del parto. Pero sí lo logró, y luego de un pequeño llanto, fue sacado rápidamente por un grupo de doctores y enfermeras.
>
> Semanas después, luego de treinta cirugías o procedimientos bajo anestesia, los médicos determinaron que Mac tenía el "síndrome perisilviano bilateral congénito", un síndrome tan raro que menos de veinte casos habían sido diagnosticados alrededor del mundo. Mac era ahora la persona más joven que alguna vez se hubiera identificado.
>
> Las mejores mentes médicas predijeron que Mac probablemente no viviría para festejar su primer cumpleaños, que él nunca aprendería a caminar o a hablar ni tampoco nos conocería a nosotros ni tendría ninguna "calidad de vida". Se nos dio la opción de poner una orden en Mac que dijera "no resucitar" o de colocarle un respirador artificial para mantenerlo vivo.

Mediante muchas oraciones sollozantes tomamos la mejor decisión que podríamos haber tomado. Sólo Dios podía tomar una decisión sobre la vida de nuestro pequeño—no nosotros. Elegimos el siguiente texto como lema para su vida: *"Te alabaré; porque formidables, maravillosas son tus obras; Estoy maravillado, Y mi alma lo sabe muy bien"* (Salmos 139:14). Dejando su vida en las manos de Dios, pedimos que le colocaran a Mac un respirador artificial, e hicimos planes de pasar la Navidad en el hospital.

> ## Creer en Dios es la base de toda salud.
> — *John Harvey Kellogg, MD*

Todos juntos como familia abrimos regalos, cantamos villancicos y leímos una versión para niños de la historia de la Navidad. También visitamos a los "compañeros de cuarto" de Mac, cuyas familias no habían podido estar allí.

Fue una Navidad bendecida, difícil y con lágrimas por ratos, pero estábamos gozosos de estar juntos como familia para rendir homenaje a otro bebé especial, nacido muchas Navidades atrás, quien vino a salvar a Mac, a nosotros y al mundo.

Ya han pasado quince años desde nuestra más memorable Navidad. Nuestro hijo desafió todas las predicciones de los doctores y las probabilidades en su contra. Si bien él todavía tiene un sistema de respiración asistida y una sonda nasogástrica, usa la tecnología y el lenguaje de señas para comunicarse, y su modo de andar es un poco inestable, Mac es todo un varón. Él está completamente integrado con sus compañeros en la secundaria Lake Mary, es un percusionista en la banda musical junto con su hermana y mediante un arduo trabajo él mantiene un promedio de "B". Mac obtuvo un cinturón negro de tercer grado en el taekwondo, luego de una evaluación de cuatro horas con otros estudiantes.

Pero más importante aún, Mac es un joven feliz y positivo, quién tomó su propia decisión de entregarse a Cristo cuando tenía seis años de edad. Varios años después pidió ser bautizado en la piscina de nuestro hogar—¡con su sistema de respiración asistida y todo!

Recientemente, Mac fue entrevistado para una historia en el periódico. Él respondió a las preguntas mediante su aparato de asistencia

tecnológica. Cuando le preguntaron qué deseaba hacer después de la escuela secundaria, Mac respondió, "Quiero ser un pastor que viaje alrededor del mundo para propagar la palabra de Dios".
Cuando le preguntaron qué quisiera decirle a aquellos en su situación, Mac dijo, "Dios estará contigo siempre, incluso en los tiempos difíciles".
Cuan bendecidos hemos sido al tener a Mac como parte de nuestra familia. Sentimos que el mundo es mejor por tenerlo aquí.

La confianza en Dios que tienen Tom y Linda ha tenido un impacto nacional. Debido a su ferviente apoyo a los incapacitados, ellos han ayudado a moldear las normas gubernamentales. Linda fue designada por dos presidentes— Bush y Obama—a ser miembro del Comité del Presidente para las Personas con Discapacidades Intelectuales, desempeñándose como copresidente durante los últimos dos años. Linda y Tom han ayudado a fundar Access Ministries, un ministerio inclusivo para personas con discapacidades y sus familias, primero en su iglesia en Virginia y luego en su iglesia actual en Florida. En memoria de su primer Navidad en el hospital con Mac, Linda y su familia se unen cada año a *Nathaniel's Hope* (una organización que ayuda a niños con necesidades especiales) para cantar villancicos de Navidad en el *Walt Disney Pavilion Florida Hospital for Children* (Pabellón de Walt Disney del Hospital Florida para Niños) y en otros hospitales locales.

LA CONEXIÓN CONFIANZA – SALUD

Cada día Mac demuestra la relación que existe entre la sanación y la confianza en Dios. Pero, ¿qué efecto tiene la confianza en Dios en la salud? El libro del Dr. Jeff Levin titulado *Dios, Fe y Salud* es una de las investigaciones que mejor puede responder a esta pregunta. Él ha resumido más de doscientas investigaciones publicadas en revistas científicas revisadas por colegas e identifica los siguientes beneficios para la salud:

• Aquellos afiliados a una religión tienen una menor incidencia de contraer las tres enfermedades principales causantes de la muerte en los Estados Unidos—las enfermedades cardíacas, el cáncer y la hipertensión.

- Aquellas personas que asisten regularmente a una iglesia tienen índices más bajos de enfermedad y de muerte que los que no asisten frecuentemente o simplemente no asisten.

- Aquellas personas religiosamente activas viven más. Las personas de mayor edad, en particular, disfrutan de una vida más activa y con menos impedimentos, con menos depresión y demencia que aquellas personas que no son activas. [49]

La *National Geographic* subrayó que la fe en Dios es la clave del incremento en la longevidad de los adventistas.[50] Levin extiende esa conclusión a comunidades de creyentes alrededor del mundo. Él identifica tres beneficios predominantes como resultado de una membresía en una iglesia:

1. La membresía en una iglesia es beneficiosa para la salud al promover conductas y estilos de vida saludables.

2. La camaradería ofrece el apoyo necesario para reducir los efectos del estrés y el aislamiento.

3. La fe es beneficiosa para la salud ya que conduce a pensamientos de esperanza, optimismo, y a tener una expectativa positiva.

La confianza en Dios proporciona la fortaleza para los "malos tiempos" cuando la enfermedad y la dificultad amenazan su vida, mientras que maximiza el plan de Dios para su salud en los buenos tiempos.

LA BASE DE TODA SALUD

En sus primeros escritos, el Dr. John Harvey Kellogg declaró, "Creer en Dios es la base de toda salud". Esta audaz declaración expresa la confianza que los pioneros de los 8 Secretos ponían en Dios como la fuente de salud y sanación. Como resultado, ellos desarrollaron una filosofía de salud que abarcaba a toda la persona—mente, cuerpo y espíritu. Es por esto que los 8 Secretos, en conjunto, constituyen un estilo de vida, más allá de una simple dieta o un programa de ejercicios. En vez de que el factor "espiritual" sea otro elemento deseable en cuanto a la salud, fue reconocido por el Dr. Kellogg como la base misma de toda salud. Cada principio tiene como objeto ser experimentado con la mente, el cuerpo y el espíritu. Usted no puede ser completamente saludable si tiene un cuerpo en buen estado físico pero tiene una mente afligida o un espíritu depresivo.

> La mejor prueba de amor es la confianza.
> — Dra. Joyce Brothers

Esta visión que consideraba la salud de la persona en su totalidad impulsó al Dr. Kellogg y a los otros profesionales de la salud a establecer el Sistema de Salud Adventista. Ellos confiaban en Dios y arriesgaron sus carreras, sus finanzas, y su futuro de acuerdo al designio de Dios para una vida saludable.

LA CONFIANZA ES EL CENTRO DE LA VIDA

La confianza es fundamental en todas las relaciones de la vida. Esa es la manera en que Dios diseñó el jardín. En el centro había dos árboles—el árbol de la vida y el árbol del conocimiento del bien y del mal, proporcionándoles a Adán y Eva la misma oportunidad de confiar en Dios o de confiar en su propio entendimiento. Él no ocultó la elección del mal, porque hubiera sido injusto y manipulador hacerlo. El mal tenía la misma oportunidad de ganar la confianza humana. Dios no le dio al árbol un nombre repulsivo como por ejemplo "el árbol de la muerte". Dios no forzó a Adán y a Eva a que confiaran en Él. Eso no habría reflejado su amor. Para que la confianza esté basada en el amor, debe ser dada gratuitamente; no puede ser forzada. La confianza es la herramienta más poderosa que usted posee a la hora de determinar su salud y su felicidad porque ésta dirige sus elecciones. Por lo tanto, asegúrese de que aquello en lo cual usted confía y aquellos en quienes usted confía merecen su confianza.

JEFE DEL PERSONAL MÉDICO

Cuando El Dr. John Guarneri pasó a ser el presidente del personal médico, inauguró el primer Departamento del Cuidado de la Salud y la Espiritualidad dirigido por un médico en un hospital estadounidense. Conozco al Dr. Guarneri desde hace ya varios años, pero quise que él me contara acerca del recorrido que impulsó su pasión por integrar la fe y la medicina.

"Cuando comencé a practicar la medicina", el Dr. Guarneri expresó, "como la mayoría de los médicos nuevos, estaba concentrado en atender las necesidades físicas de mis pacientes: diagnosticar, tratar, educar. Pero con el pasar del tiempo, muchos de los casos que estaba tratando tenían causas más profundas que podían ser atribuidas a las relaciones de los pacientes. Para poder ir más allá de simplemente tratar los síntomas y poder sanar sus enfermedades, necesitaba invitar a los pacientes a que compartieran estos asuntos. Comencé a leer literatura acerca de la espiritualidad y la salud, y descubrí que alrededor del 80 por ciento de los pacientes querían que sus médicos hablaran de asuntos espirituales con ellos, pero sólo el 10 por ciento de los médicos lo hacían. Al principio, yo era uno de esos doctores que evadía lo espiritual, mayormente porque no quería ser insistente o cruzar ciertos límites y terminar en áreas que no sabía cómo manejarlas. Simplemente era más seguro atenerme sólo al área de lo físico. Decidí que, si bien mi entrenamiento me había proporcionado las habilidades para cuidar del cuerpo, no había desarrollado habilidades para escuchar la mente y el espíritu de mis pacientes".

Mi recorrido en practicar el cuidado de lo espiritual comenzó cuando decidí hacerle a uno de mis pacientes una simple pregunta: '¿Hay algo en su vida que esté elevando su nivel de estrés?'

'Sí, mi esposo y yo nos hemos separado y él ha solicitado el divorcio.'

'¿Le gustaría hablar de eso?'" le pregunté.

"La conversación fluyó y me encontré recomendando un buen sistema de apoyo y de red social. Dado que la paciente era miembro de un grupo religioso, le sugerí un consejero espiritual y concluí preguntándole si le gustaría orar antes de irse. De pronto comprendí que la receta que le había dado era sólo una parte del cuidado que podía proveer ¡y que la oración que compartimos fue sanadora para ambos! Experimenté un profundo momento de 'sanación verdadera'. Me di cuenta de mi llamado de extender el ministerio de sanación de Cristo. Comprendí por qué Jesús fue más allá de la curación física en la vida de muchos de sus pacientes. Uno de sus encuentros con un paciente ilustra esto. Luego de curar a una mujer, él concluye el encuentro con las palabras 'tu fe te ha sanado.'"

Confía en el Señor de todo corazón,
y no en tu propia inteligencia.
— Proverbios 3:5

"Durante los siguientes años refiné las dimensiones de sanación espiritual en mi práctica. Se convirtió en una pasión para mí. Cuando me nombraron jefe del personal médico del Florida Hospital, yo quería promover el cuidado de todos los aspectos de la persona. El Comité Ejecutivo Médico adoptó la idea y establecimos el primer Departamento del Cuidado de la Salud y la Espiritualidad dirigido por un médico. Lo que le da su carácter único es que es un departamento clínico dirigido por médicos pero se le da la misma importancia que a ciertas disciplinas médicas tales como la cardiología, oncología, ortopedia y otras. Está dirigido por médicos con el objetivo de proporcionar un lugar donde reconocemos que la confianza en Dios es el camino hacia la salud y la sanación."

ORACIÓN Y CONFIANZA

Pienso que la mejor manera en que puedo expresar cuán importante es para la salud una vida personal de oración, es contándole acerca de mi amiga Linda Nordyke Hambleton. A la edad de seis años, le diagnosticaron diabetes tipo 1 y los doctores no creían que podría pasar la edad de veinticinco. Ella sobrevivió a sus predicciones por más de veinte años, al mismo tiempo que luchaba una increíble batalla por su vida, la cual la hizo pasar por 168 hospitalizaciones, dos trasplantes de órganos, tres paros cardíacos, tres accidentes cerebrovasculares, tres años de ceguera y 250 ataques de epilepsia tónico-clónica generalizada. Mientras que el cuerpo de Linda se debilitaba debido a la carga de la enfermedad, su fe se fortalecía por medio de la bendición de la oración. Los doctores le dijeron que nunca iba a poder vivir lo suficiente como para llegar a casarse, pero se casó con el amor de su infancia, Greg Hambleton.

> Usted debe confiar y creer en las personas
> o la vida se vuelve imposible. – *Anton Chekhov*

En un sinnúmero de programas comunitarios, Mary Lou y yo entrevistamos a Linda, a su esposo Greg y a sus padres, Karl y Bonnie Nordyke. Su fe conmovió tanto a la audiencia que le pedimos que escribiera un libro (titulado *If Today Is All I Have/Si hoy es todo lo que tengo*) que describiera su recorrido de fe. Los siguientes extractos de su libro describen cómo su vida de oración maduró por medio de los altibajos de su enfermedad. Ellos también son mi inspiración de cómo confiar en Dios en la vida y en la muerte:

> *Cuando el centro de nuestro ser es amenazado, ahí es donde nos damos cuenta de que la confianza no es algo que tenemos; la confianza es algo que se logra momento a momento. La confianza es una decisión continua que avanza ante circunstancias difíciles; es una elección de creer en la bondad y la presencia de Dios aún cuando parece que Él está timoneando nuestras vidas hacia el camino incorrecto . . . .*

Durante los tres años que Linda estuvo ciega, ella encontró consuelo yendo a su armario de oración—no un lugar figurativo solitario sino, literalmente, un armario donde oraba. Con el mundo a su alrededor envuelto en tinieblas, Linda halló gran consuelo sentada en su pequeño armario donde se podía estirar y tocar las cuatro paredes...donde ella sabía que nadie podía oírla mientras oraba en voz alta. Éste se convirtió en un lugar personal de intimidad y sinceridad con Dios.

Luego de que Linda fue intervenida quirúrgicamente múltiples veces y finalmente recuperó algo de su vista, continuó yendo a su armario para orar. Se sentía atraída a regresar a este lugar solitario donde ella tenía charlas íntimas con Dios. Las oraciones de Linda a menudo comenzaban con por qués. ¿Por qué la ceguera? ¿Por qué la diabetes? ¿Por qué yo? ¿Por qué ahora? Pero, con el transcurso del tiempo, el tono de estas preguntas cambió:

> *Finalmente tuve una transición y en vez de preguntarme "por qué" tomé la decisión consciente y deliberada de confiar en el Dios que yo amaba. Mi corazón dejó de concentrarse en las circunstancias desalentadoras y deprimentes que me rodeaban y comenzó a concentrarse en aquello que yo sabía que era verdadero acerca de Dios. Nada había cambiado exteriormente, pero el enojo y la frustración comenzaron a disiparse. Mientras estaba sentada en el armario había dado un pequeño paso y descubrí que la más pequeña semilla de mostaza de fe puede mover las montañas de confusión y conflicto del corazón humano. Dónde había ira, Dios comenzó a construir algo diferente: un corazón agradecido.*
>
> *Por voluntad propia, con esa pequeña cantidad de fe, pude hablarle a Dios acerca de todo aquello alrededor mío que era obviamente bueno. Luego comencé a agradecerle por las cosas en que no veía absolutamente nada bueno. Dios premió esa pequeña semilla de fe, y cuando ésta fue regada con mi actitud de agradecimiento, comenzó a crecer algo diferente: paz. Así como dice la calcomanía de parachoques, "Sin Dios, sin paz. Conoce a Dios, conoce la paz." Al encontrar a Dios, encontré la paz, y eso es lo que realmente había estado buscando todo ese tiempo.*
>
> *Dios estaba usando el dolor, el sufrimiento y la injusticia de la vida de este mundo para conducirme continuamente al armario donde podría encontrarme con Él..... Tantas preguntas todavía deben ser respondidas. Tantas lágrimas continúan derramándose. Pero así como el Rey David confesó a Dios en uno de sus poemas en el armario, "Tú llevas la cuenta de todas mis angustias y has juntado todas mis lágrimas en tu frasco; has registrado cada una de ellas en tu libro" (Salmos 56:8). ¿Qué descubrió David? Él descubrió que Dios estaba lo suficientemente cerca para recoger todas sus lágrimas en un frasco. Estar tan cerca, como para poder recoger nuestras lágrimas, significa que Dios debe estar aquí mismo, cara a cara, tocando nuestra mejilla. Y cuando estamos de cara al suelo, desesperados, Dios toma la misma postura y comparte nuestras aflicciones con nosotros.*

Finalmente, Linda describe cómo ella acudió a la oración cuando la medicina no podía hacer nada más:

No nos queda nada más por hacer. He estado ahí antes, por supuesto, en la encrucijada de la fe y la desesperación. Aquel lugar donde la oscuridad parece impenetrable, donde el dolor lo nubla todo y el futuro se ve tan indefinido, tan incierto y tan lleno de temor. Sí, he estado allí antes, y yo sé a dónde ir. Es tiempo de ir al armario otra vez. Es tiempo de desahogarse, levantar el puño de la frustración, soltar lágrimas de desesperación y hablar con aquel Único amigo que sí entiende. En la oscuridad—una vez más, hasta que lo descubra—una vez más.[52]

> ¿Dónde está Dios cuando sufrimos? Él está contigo, el que está sufriendo; no en aquello que te hace sufrir.[51]
>
> — Dr. Paul Brand

Tuve el privilegio de presentar el elogio de Linda, y decidí leer extractos de sus oraciones en el armario. Linda ejemplificó vivir el espíritu de un 100 Saludable, incluso aunque su condición física le impidió alcanzar la edad cronológica. Al final no fue el dolor lo que definió la vida de Linda, sino sus oraciones. Nadie apreciaba más una buena salud que Linda—cuando ésta iluminó la oscuridad de su vida, Linda fue la primera en declarar la benevolencia de Dios. Ella también conocía aquellas oraciones de lucha y entrega, temor y fe, inquietud y confianza. Que esto sea una realidad en su vida. En su momento de oscuridad, que la oración sea el camino que lo guíe hasta la luz del amor de Dios.

Pasos hacia el éxito

* **Haga crecer su confianza** – ¿Necesita tener en su propia vida el tipo de confianza de Linda? Para leer más sobre la historia inspiradora de Linda, busque su libro *If Today Is All I Have: Finding the Light of Hope in Dark Places/Si hoy es todo lo que tengo: Descubriendo la*

luz de la esperanza en los lugares oscuros. (Para más información visite FloridaHospitalPublishing.com). También puede saber más de Linda al visitar Healthy100.org/Linda.

• **Use la adversidad como una base para alentar a otros** – La historia de Mac es verdaderamente inspiradora, como él superó la discapacidad y usó esto como una base para compartir su fe con los demás. A pesar de que probablemente usted no sea tan "discapacitado" como Mac, todos nosotros tenemos algún nivel de "discapacidad", ya que ninguno de nosotros es enteramente perfecto. Identifique su discapacidad más significativa y luego haga una lista de tres cosas que usted podría hacer usando esta discapacidad como un medio para alentar a otros.

• **Asista a la iglesia regularmente** – Si usted asiste a la iglesia regularmente, ¿qué beneficios para la salud experimenta como resultado? Si usted no asiste a la iglesia, ¿sería mejorar su salud (incluyendo su salud espiritual, por supuesto) una buena razón para realizar un cambio?

• **Pregúntese a sí mismo** – "Si hoy es todo lo que tengo" y lo supiera con certeza, ¿cómo viviría el día de hoy?

9

INTERRELACIONES PERSONALES

*El amor sólo se materializa
en las relaciones*

REALIZAR UNA CIRUGÍA DELICADA DEL corazón bajo las mejores condiciones es todo un desafío, pero en medio de una zona de guerra, un equipo médico necesita provisiones extras de coraje, concentración y convicción. En 1974, el Dr. Elsworth Wareham y su equipo para realizar cirugías cardíacas de la Universidad de Loma Linda en California, arriesgaron sus vidas en la ciudad de Saigón, devastada por la guerra. Estos pioneros realizaron la primera cirugía a corazón abierto en Vietnam, y durante el transcurso de diecinueve días de operaciones, llevaron a cabo más de sesenta procedimientos que salvaron vidas.

El Dr. Wareham y un estudiante del último año de medicina, Roger Hadley, habían operado a una niña de catorce años de edad, llamada Mi Thi. Ellos tenían la intención de regresar a Vietnam un año más tarde para examinar su progreso, pero la caída de Saigón el 30 de abril de 1975 detuvo esa idea. Sin embargo, treinta y cinco años después, el Dr. Roger Hadley (quien para ese entonces se había convertido en el decano de la Escuela de Medicina de la Universidad de Loma Linda) recibió este correo electrónico: "Mi madre fue operada por un grupo de doctores estadounidenses en abril de 1974 (en Saigón) y ella intenta encontrar sus cirujanos". Luego de unos pocos correos electrónicos más y algunas fotos, Mi Thi confirmó que el Dr. Hadley asistió al Dr. Wareham en la cirugía. Ella relató un viaje heroico desde los campos de concentración a los campos de refugiados a un estatus de "persona que llega a un país en bote", y finalmente logró llegar a Canadá, donde se casó con un franco canadiense, adoptó el nuevo nombre de Wynn, y tuvo dos hijos.

Por invitación de Wynn, los doctores Hadley y Wareham volaron a Victoria para celebrar el poder del amor para transformar vidas. Wynn expresó, "Fue más emocionante que el día de mi boda".

En el transcurso de su carrera, el Dr. Wareham ha realizado más de 12,000 cirugías a corazón abierto, un récord fenomenal, ha sido el invitado de dos presidentes estadounidenses en el Salón Oval, apareció en el show de Oprah Winfrey, y ha sido invitado a palacios en Grecia y Arabia Saudita, pero él expresó que haber

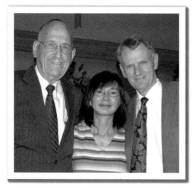

Dr. Elsworth Wareham, Mi Thi, Dr. Roger Hadley [La foto es una cortesía de la Universidad de Loma Linda]

visto a Wynn fue el "momento culminante de mi vida". ¿Cómo sólo una cirugía de las 12,000 que realizó podía ser más memorable que visitar presidentes y monarcas? ¡Simplemente porque el amor es más gratificante que la fama!

A los noventa y dos años de edad, el Dr. Wareham, una Estrella de la Longevidad, fue entrevistado por el Dr. Mehmet Oz para un programa de televisión acerca de vivir más y vivir mejor (Healthy100.org/Wareham). El equipo del programa televisivo siguió al Dr. Wareham mientras él asistía en operaciones a corazón abierto. El Dr. Oz quedó tan impresionado con la vitalidad del Dr. Wareham que exclamó, "Él es mi modelo a seguir". Aquí tenemos a un hombre que usa su longevidad para amar a Dios y para cuidar a otros. Yo sugeriría que él también sea su modelo a seguir.[53]

Brindarse a sí mismo para servir a los demás es central para crear y mantener relaciones interpersonales saludables. Sin lugar a dudas usted ha sentido esa satisfacción interna que proviene de ayudar a otra persona—es conocido como el "*helper's high*" (el deleite del ayudante). Una vida generosa dedicada a ayudar a otros aumentará su felicidad y su longevidad.

Stephen Post, Doctor en Filosofía, enseñó ética médica en la Case Western University Medical School (Escuela de Medicina de la Universidad Case Western) por dieciocho años antes de establecer su instituto de investigación. En su libro *Why Good Things Happen to Good People/Por qué le suceden cosas buenas a las buenas personas* él escribe, "Tengo un simple mensaje para ofrecer y es éste: dar es la fuerza más poderosa del planeta. Dar es la clase de amor con que usted puede contar, porque siempre puede elegirlo: siempre está en sus manos el querer dar".[54] Luego de años de estudiar este fenómeno, Stephen Post concluye que dar protege la salud en general el doble de lo que la aspirina protege contra las enfermedades cardíacas.[55]

Un estudio realizado en el año 1999, conducido por Doug Oman de la Universidad de California, Berkeley, descubrió que las personas mayores que servían como voluntarios para dos o más organizaciones tenían un 44 por ciento menos probabilidad de morir en un período de cinco años comparado con los que no servían como voluntarios, irrespectivo de su edad, hábitos de ejercicio, salud en general y hábitos de salud negativos como fumar.[56] En el año 2003 una investigación de la Universidad de Michigan de personas mayores confirmó estos hallazgos.[57] El impacto en la salud cuando la persona ayuda a otros es mayor que hacer ejercicio cuatro veces por semana y asistir a servicios religiosos. Dejar de fumar es el único cambio en la vida que tiene un mayor impacto que brindar su ayuda para satisfacer las necesidades de otros. Por lo tanto, involucrarse en actos de generosidad motivado por el amor hacia los demás es una de las mejores acciones positivas que usted puede realizar para mejorar su salud y para afectar positivamente su longevidad.

LA GENEROSIDAD SANA

¿Quiere vivir más años? Ame más. El psiquiatra Karl Menninger escribió, "El amor cura a las personas—tanto el que lo da como el que lo recibe". [58] Si usted está enfermo, el amor desinteresado puede acelerar su proceso de sanación. Algunos investigadores han descubierto que cuando usted brinda su ayuda a los demás, incluso cuando está enfermo y no siente deseos de hacerlo, usted libera las endorfinas positivas que aceleran el proceso de sanación.

Cuando Benji Watson tenía catorce años, se enteró de que tenía cáncer. Su familia estaba devastada por la noticia, pero Ben recuerda que él pensó: *Yo voy a ser un sobreviviente de cáncer*. Si bien el coraje y la determinación de este tipo definitivamente contribuyen a la sanación a la hora de enfrentar un linfoma no Hodgkin de células B y varias rondas de tratamiento de quimioterapia y radiación, la mente de Ben no estaba enfocada en su enfermedad. En vez de eso, él enfocó su atención en los otros niños de la sala de enfermos de cáncer. Ben pronto descubrió que muchos de sus pequeños compañeros que luchaban contra el cáncer no tenían la bendición que él tenía al contar con el apoyo de su familia, amigos, escuela e iglesia. Por ejemplo, muchos padres no podían darse el lujo de faltar al trabajo para quedarse con sus hijos. Y notó también muchas otras necesidades.

Por esta razón, Ben preguntó si podía comenzar una fundación para ayudar a pacientes pediátricos de cáncer que tenían necesidades que sus familias no podían suplir. Con la ayuda de su familia, Ben formó la *Benji Watson Cancer Foundation* (Fundación contra el Cáncer Benji Watson) para ayudar a las familias de aquellos niños afectados por el cáncer a pagar aquellos costos inesperados mientras que sus hijos estaban hospitalizados. El primer evento de la fundación, llamado "*The Benji Buzz Haircut*", recaudó $11,000. Pero Ben no se detuvo allí. A finales del verano, los contribuidores habían recaudado un total de $30,000—nada mal para un niño de catorce años luchando contra el cáncer. Cuando se le pregunta acerca de esta proeza extraordinaria, Ben simplemente dice, "Brindo mi ayuda porque sé que la generosidad sana". Si le gustaría ver un corto video de la historia de Ben, visite Healthy100.org/Ben. O para saber más acerca de la Benji Watson Cancer Foundation, visite BensVoice.org.

AMIGOS PARA TODA LA VIDA

Tom Rath, autor del libro titulado *Amigos Vitales*, afirma, "Tener amistades es una de las necesidades más esenciales del ser humano. Esto no sólo es una convicción personal, sino que proviene de años de encuestas Gallup (investigaciones científicas). El hecho es que estamos predispuestos biológicamente a esta necesidad de relacionarnos, y nuestro ambiente acentúa esto todos los días. Sin amigos, es muy difícil para nosotros sobrevivir, y más aun, prosperar".[59]

Eugene Kennedy, Doctor en Filosofía y profesor de psicología en la Universidad Loyola de Chicago, dice, "La amistad tiene un profundo efecto en su bienestar físico. Tener buenas relaciones mejora la salud y combate la depresión".[60] Muchos estudios apoyan esta declaración. Un estudio descubrió que las personas de mayor edad que consideraban tener un apoyo social deficiente tenían un 340 por ciento mayor probabilidad de morir prematuramente por todas las causas.[61]

Rath agrega, "Durante nuestros años adolescentes pasamos casi un tercio de nuestro tiempo con amigos. El resto de nuestras vidas, el tiempo promedio que pasamos con amigos es menos del diez por ciento".[62] Quizás es por esto que muchas de nuestras amistades son de cuando íbamos a la secundaria. Estudios recientes han demostrado que los comportamientos tales como la felicidad, obesidad, fumar y el altruismo son "contagiosos" entre las redes sociales de los adultos. Investigaciones también señalan que si su mejor amigo se alimenta saludablemente, es cinco veces más probable que usted se alimente de manera saludable. Si su mejor amigo hace ejercicio, ¡usted tiene una probabilidad del 100 por ciento de ser activo!

Investigadores de la Universidad de Michigan descubrieron que las amistades aumentan la hormona progesterona en las mujeres, lo cual aumenta el sentido de bienestar y reduce la ansiedad y el estrés.[63]

LOS AMIGOS MEJORAN SU DESEMPEÑO EN EL TRABAJO

Una investigación acerca del lugar de trabajo, por medio de un sondeo de la opinión pública y basado en una muestra nacional de 1,000 trabajadores, descubrió que "las personas con al menos tres amigos cercanos en el trabajo tienen mayor probabilidad de estar extremadamente satisfechos con sus vidas".[64] Sin lugar a duda, las amistades son vitales para la felicidad y para el éxito en el trabajo.

Fui cautivado por la aplicación de este principio en una victoria histórica del equipo de los Estados Unidos en el torneo de golf de la Copa Ryder 2008, el evento más prestigioso de equipos de golf del mundo. Desde el comienzo del evento, el equipo de los Estados Unidos había acumulado un récord impresionante de victorias, trayendo al país el trofeo número veintidós de un total de veinticinco partidos entre 1927 y 1983 (generalmente era un evento bianual). Pero, luego de ganar los partidos en 1983, el equipo de los Estados Unidos sólo había ganado tres veces en veinticinco años. La presión aumentaba; el orgullo nacional y el liderazgo global estaban en juego. El golfista Paul Azinger, cuyo nombre está en el Salón de la Fama (*Hall of Fame*) y conocido por sus amigos como "Zinger", fue elegido capitán para el equipo del año 2008. Los periodistas deportivos y los psicólogos atribuyeron el pobre desempeño del equipo estadounidense a su inhabilidad de jugar en equipo. Ellos señalaron que el equipo estadounidense tenía los golfistas de más alta categoría en el ranking mundial, pero que el trabajo en equipo de los europeos les permitía dominar. ¿Acaso el problema era la independencia estadounidense, los egos de las súper estrellas o la falta de liderazgo? Cuando Zinger fue seleccionado como capitán del equipo, le pregunté cómo planeaba terminar con esa racha de derrotas.

> Sin amigos, es muy difícil para nosotros sobrevivir, ¡más aun, tener éxito!
>
> — *Tom Rath*[65]

La respuesta de Paul fue tan inusual y al mismo tiempo tan efectiva que fue relatada en el excelente libro titulado *Cracking the Code/ Descifrando el código*. Este libro se basa en un increíble logro en el golf, pero los principios se aplican a cualquier ámbito de trabajo donde el trabajo en equipo es vital para el éxito. Se trata de cómo lograr que diferentes personalidades trabajen juntas para alcanzar su mayor potencial. Paul involucró a su amigo y especialista en relaciones, el psicólogo y doctor Ron Braund, en la búsqueda de una estrategia ganadora. Juntos elaboraron un plan que luego se convertiría en la base para la victoria. Quiero compartir tres componentes de este plan con usted:

* Dividir el equipo de doce hombres en pequeñas unidades de cuatro jugadores cada una;
* Seleccionar los miembros de las unidades según sus tipos de personalidad en lugar de sus fortalezas particulares en su juego de golf;
* Hacer que los jugadores practiquen en sus unidades en vez de solos.

El resultado—un cántico de victoria que resonó a lo largo de las calles del Club de Golf Valhalla, indicando una victoria histórica. El cántico de victoria estalló en una celebración nacional cuando el Capitán Azinger condujo al equipo estadounidense al balcón para una ruidosa y extensa ovación de pie. Fue la victoria más decisiva desde el año 1981—a pesar de la ausencia del jugador número uno en el mundo debido a una lesión. Los comentarios que Zinger le reveló a la prensa enfatizaron el poder de las interrelaciones personales, "Nosotros éramos más que un equipo. Éramos una familia". Este grupo de amigos, incluyendo las esposas y los niños, compartirán esta victoria durante muchos años. Pero su mayor recompensa será mucho más que el trofeo, porque ese recuerdo es ahora historia, pero su amistad está siempre presente, vigente y llena de significado. El mensaje: las amistades ganan en el hogar, en el trabajo y en el juego para toda la vida y por toda la eternidad.

LA SOLEDAD DE UNO Y EL AMOR DE DOS

En toda la historia de la creación se repite la frase "era bueno" a medida que Dios evalúa su trabajo con una satisfacción llena de gozo. Solamente una vez en la historia se corta este estribillo y

Dios dice "no es bueno". Esta disonancia dramática en la historia no es ningún accidente, no ocurre como una sorpresa celestial. La declaración de Dios tiene la intención de puntualizar la necesidad del hombre de amistad y de familia. Dios había orquestado el momento al crear a Adán sin una compañera, mientras que creó a todos los animales en pares, uno femenino y otro masculino. Dios le da a Adán el privilegio de nombrar los animales, y en tanto ellos marchan en parejas, él comienza a ser consciente de su soledad. Cuando la soledad de Adán llega a su apogeo, Dios declara lo que Adán siente, "No es bueno que el hombre esté solo". Al intensificar la percepción de Adán en cuanto a su necesidad de compañía, Dios lo preparó para valorar a Eva como a un alma gemela que nunca debería dar por sentado.

Las primeras palabras registradas del hombre son el compromiso de Adán hacia Eva. De hecho, estas palabras están escritas en forma de una canción...una canción de boda que Adán canta, "¡Ésta sí que es hueso de mis huesos y carne de mi carne! Será llamada Mujer porque del hombre fue tomada. Por tanto dejará el hombre a su padre y a su madre, se unirá a su mujer y serán una sola carne".

Este momento es el punto máximo del sexto día de la creación, ya que los seres humanos han sido rescatados de su mayor amenaza—el aislamiento que engendra la soledad. En cambio Dios les dio más—porque es a través del amor de un hombre y una mujer que Dios creó el lazo del matrimonio y el nacimiento de los hijos.

> El ingrediente faltante en muchos matrimonios infelices no es el amor, sino la amistad.
>
> — *Todd Chobotar*

El amor se materializa en las relaciones; Dios es tres personas unidas en una. El Dios de la creación no es una figura solitaria ubicada por allá en lo alto, por encima de la humanidad, sino que es una trinidad de amor caminando en el jardín en medio de su creación, donde busca y celebra las relaciones.

Cuando el jardín se pierde por causa del pecado y Jesús regresa a un mundo devastado, su primer milagro ocurre en una boda. Es como si estuviera representando la boda de Adán y Eva. Su restauración del amor está centrada en la boda de un hombre y una mujer, y se reafirma el tempo de la eternidad.

BENEFICIOS PARA LA SALUD PROVENIENTES DE UN MATRIMONIO FELIZ

De acuerdo con investigaciones por medio de un sondeo de la opinión pública, la amistad en la pareja equivale al 70 por ciento de la satisfacción marital en general—"cinco veces más importante que la intimidad física".[66] En un buen matrimonio, la intimidad física es una celebración de la amistad. En un libro anterior sugerí que darle un masaje a su cónyuge mientras hablan de cómo les fue en el día podría ser una gran manera de expresar su amor. Recibí una carta de agradecimiento de una pareja que había estado casada por cuarenta años. Ellos adoptaron la práctica de masajes entre la pareja y disfrutaban de un nuevo nivel de intimidad que nunca habían experimentado, y deseaban haber comenzado esto años atrás.

> Hoy en día nos enfrentamos con el hecho preeminente que, si la civilización ha de sobrevivir, debemos cultivar la ciencia de las relaciones humanas.
>
> — Últimas palabras del Presidente Franklin D. Roosevelt

Con ese respaldo, sugiero una vez más que los momentos más profundos de amistad ocurren cuando usted está completamente concentrado en el bienestar de la otra persona. ¿Por qué? Porque su cónyuge experimentará la mayor de todas las afirmaciones—¡Su atención absoluta!

DEFINICION DEL AMOR Y PELEAS JUSTAS

Recientemente, Mary Lou y yo celebramos nuestro aniversario de cuarenta y seis años de casados. Cuarenta y cinco de aquellos años han sido felices. Pero aquel primer año fue tormentoso—fue el año huracán de adaptación. Luego de tranquilizarnos después de un encuentro particularmente volátil, nos dimos cuenta de que no podíamos permitir que este patrón continuara. Si queríamos que este matrimonio durara, teníamos que ponernos de acuerdo en cuanto a cómo solucionaríamos nuestras diferencias.

Decidimos hacer dos cosas: Primero, escribiríamos nuestra definición del amor—la clase de amor que queríamos demostrar en nuestra relación. Segundo, nos pondríamos de acuerdo en cuanto a las reglas para pelear de una manera justa. Estos dos pasos han demostrado ser tan valiosos que cuando damos consejos matrimoniales a una pareja, le pedimos que haga lo mismo. También nos gustaría recomendarle estos dos pasos a usted. A continuación está la definición del amor que escribimos juntos:

El amor es una planta que crece en el suelo común de la unidad espiritual.
Regado por un manantial de comunicación,
Florece bajo la luz del afecto.

Por años, esta definición ocupó el lugar más visible de nuestro refrigerador. Nos recordó invertir en la unidad espiritual, la comunicación y el afecto. Nos comprometimos a asegurarnos de que cualesquiera fueran nuestras diferencias, seguiríamos el consejo de las Escrituras: "...no se ponga el sol sobre su enojo, ni den oportunidad al diablo" (Efesios 4:26-27, Nueva Biblia Latinoamericana de Hoy). Nuestra regla principal era resolver nuestras diferencias antes de que las mismas nos distanciaran a uno del otro—antes de ir a dormir. Aquella regla nos aseguró que descansaríamos en unidad, no en adversidad. Unidos, no divididos.

LA LUZ DEL AFECTO

Uno de los peligros del matrimonio es que la vida se vuelve demasiado rutinaria, y la rutina carece de romance. El romance es espontáneo y maravillosamente sorpresivo. Se especializa en la dicha de pequeñas muestras de afecto en momentos inesperados. Florece con palabras de afirmación.

Las Estrellas de la Longevidad conservan el romance a lo largo de sus vidas. Escuchen las palabras del Dr. Ernest Rogers, quien a la edad de noventa y cinco años describe cómo se enamoró de su nueva novia, Annell, de noventa y tres años: "Aquí está un ángel de delicia, y debo intentar encontrar un sendero que me lleve a su encanto". Cuando usted habla el idioma del amor, usted habla el idioma de la eternidad, y esto hace que se sienta eternamente joven. Dios es un gran romántico, y es su amor el que mantiene al Dr. Rogers joven y vibrante—y hará lo mismo por usted.

El amor de los Rogers cautivó de tal manera a los productores televisivos que la pareja apareció en un programa reciente del canal PBS titulado "Over 90 and Loving It!" (¡Pasando los 90 y disfrutándolo!). Si le gustaría ver ese video, por favor visite Healthy100.org/Rogers.

CUANDO LA AMISTAD TRIUNFA

Las amistades en el lugar de trabajo pueden dirigir la cultura de una organización cuando ellas están por encima de las fuerzas divisivas de la competencia que amenazan con fracturar la unidad. Tuve el raro privilegio de ver este principio en acción. Corría el año 1999 y Mardian Blair, presidente del Sistema de Salud Adventista, anunció que se iba a retirar. Los dos candidatos principales para este rol vital eran excelentes profesionales y amigos cercanos.

Con la noticia, comenzaron a rondar rumores competitivos y a aumentar las tensiones políticas. Era aparente que este proceso podría resultar en un ambiente de ganar o perder que no sólo afectaría su relación, sino que crearía un ambiente divisorio en la organización.

Percibiendo este riesgo, estos dos líderes amigos decidieron escribir una carta abierta a la junta. Un extracto de esta carta le permite ver un modelo de lo que es ser un amigo:

La sociedad en la cual vivimos le da una gran importancia a ser el número 1, y muchos de nosotros con facilidad clasificamos el desempeño en términos de ganar o perder, y a los individuos como ganadores o perdedores. Es una lástima que más personas no puedan ver los eventos y la gente a través de los ojos del Apóstol Pablo, quién se vio a sí mismo como un ganador en la carrera, pero no excluyendo a los demás, sino como un ganador en la carrera en la cual todos aquellos que se identifican con Cristo son ganadores. Es en este contexto que esta carta es escrita...Ambos tenemos la más alta estima por el otro desde una perspectiva profesional, y no hay otro individuo al cual preferiríamos ver recibir este cargo. Igualmente importante, y quizás más importante, disfrutamos de una gran amistad que es de gran significado para nosotros. No vamos a permitir que los resultados del proceso de selección impacten negativamente nuestra valiosa amistad. En muchos aspectos, nuestra relación es similar a aquella que tenían David y Jonatán, quienes eran amigos cercanos, tanto antes como después de que uno de ellos fue nombrado rey. Es nuestro propósito hacer de este resultado una realidad en nuestras vidas.

De la misma manera en que ambos nos vemos como ganadores hoy, nos veremos también como ganadores después de que se haga la selección....No se trata de ganar y perder, se trata de realizar el trabajo de Dios. Es nuestra oración que Dios dirija el proceso de selección del director ejecutivo... mientras trabajamos juntos para cumplir con la misión de extender el ministerio de sanación de Cristo.

Firmada,
Donald L. Jernigan   Thomas L. Werner
Vicepresidente Ejecutivo   Vicepresidente Ejecutivo

Pasos hacia el éxito

A continuación hay siete pasos para hacerlo pensar en cómo tener más éxito en sus relaciones personales:

- **Bríndese a los demás** – Aunque quizás usted no tenga la oportunidad de salvar la vida de alguien o de reparar un defecto quirúrgicamente, el regalo de brindarse a los demás es el mayor regalo que usted podría dar. Identifique tres maneras en las que usted podría ayudar a alguien al brindar su tiempo, talento o dinero, o simplemente, dándoles ánimo.

- **Practique la generosidad** – Así como Benji Watson dice, "La generosidad sana". Existen muchas maneras de vivir una vida siendo generoso, y no necesariamente dando dinero. ¿Qué tiene usted que podría dar para hacer una diferencia en la vida de alguien?

- **Atesore y proteja su amistad** – Muchas veces las personas dan por sentado su amistad y no alimentan ni fortalecen la amistad lo más posible. Escriba los nombres de sus tres mejores amigos y lo que podría hacer hoy para hacerles saber cuán importantes son para usted.

- **Comprométase al trabajo en equipo tanto en el hogar como en el trabajo** – Eclesiastés 4:9-10 dice, "Más valen dos que uno solo, pues tienen mejor pago por su trabajo. Porque si uno de ellos cae, el otro levantará a su compañero. Pero ¡ay del que cae cuando no hay otro que lo levante"! ¿Qué podría hacer para trabajar mejor en equipo, tanto en el hogar como en el trabajo?

- **Mantenga vivo el romance** – Amando a su cónyuge creativa y espontáneamente. Dele un masaje y un oído receptivo. Deléitese en su cónyuge, y continúe enamorándose, siguiendo el ejemplo del Dr. Rogers: "Aquí está un ángel de delicia, y debo intentar encontrar un sendero que me lleve a su encanto".

- **Ame a otros sacrificándose** – Recuerde un momento en que su dirección más constructiva pudiera haber sido adoptar una actitud como la de Don y Tom. ¿Qué dijo o hizo? ¿Fue esa elección fácil o difícil de tomar? ¿Qué diría o haría diferente de haber una situación similar en el futuro?

10

Objetividad en la vida

Yendo en pos del poder positivo del optimismo y la esperanza

ESA MAÑANA COMENZÓ COMO CUALQUIER otra, sin embargo, esa mañana cambiaría su vida. Sheila entró a la ducha, pero había algo diferente, inusual, inquietante. Cuando cerró el agua y salió de la ducha, se miró al espejo, y ese sentimiento de inquietud se convirtió en uno de gran preocupación, ya que uno de sus pechos lucía notablemente diferente. Cuando se hizo un auto examen, encontró un nódulo. A la edad de cuarenta años, ella todavía no había tenido su primera mamografía.

Como buena mujer de acción enseguida fue a ver a su doctor. Luego de una mamografía diagnóstica, le dijeron que tenía cáncer de mama en estadio III y que el tratamiento recomendable era la mastectomía.

Luego de realizarse la cirugía, el reporte patológico reveló que el cáncer había invadido veinticuatro de los treinta y un ganglios linfáticos que habían sido removidos. Devastados por la noticia, ella y su esposo Tom decidieron atacar al cáncer con todos los recursos que pudieran reunir—físicos, mentales y espirituales.

Físicamente, Sheila se embarcó en un régimen intenso de quimioterapia seguido de radiación. Luego investigó y adoptó prácticas de un estilo de vida más saludable. Mentalmente, ella investigó la enfermedad y las mejores maneras de luchar contra ella. Sheila leyó y analizó información proveniente de varios recursos, incluyendo los hallazgos más recientes y las historias personales de muchas personas que habían enfrentado esta enfermedad. Sheila describió su estrategia espiritual, quizás el factor más importante de todos:

Los términos médicos resonaron en mi mente—"cáncer", "estadio tres", "ganglios linfáticos malignos", y todo el resto. Y cuando oye palabras como esas, el ataque en su espíritu puede ser tan maligno como el ataque en su cuerpo. No tenía esperanza; de hecho, tenía temor de tener esperanza, porque no quería que mi esperanza fuera arrancada por la muerte. Pero mi familia cercana (nuestros cuatro hijos y Tom) y mi familia de la iglesia me rodearon, llenándome de apoyo. Mi primera lección de sanación fue que uno puede coger prestada la esperanza de quienes le rodean. Ellos le traen promesas, comparten oraciones y lo rodean de ánimo. Así que pedí prestada su esperanza y comencé a reconstruir mi espíritu.

Yo sabía que iba a perder mi cabello y que no me iba a gustar lo que habría de ver en el espejo, así que decidí hacer de mi espejo una "cartelera de esperanza". Usé un marcador indeleble porque no quería que las palabras se borrasen, y escribí palabras de aliento en el mismo espejo del baño que me había revelado por primera vez la enfermedad, palabras como paz, gozo, triunfador, victoria—muchas de las cuales eran regalos de esperanza que otros me habían obsequiado.

Como resultado, cuando me miraba en aquel espejo, no veía a una persona enferma esperando morir, sino a una persona enfrentado un difícil desafío con amor en su corazón. Es importante recordar que yo no tuve que generar mi propia esperanza, especialmente al principio. La pedí prestada de los demás hasta que, con el transcurso del tiempo, se convirtió en mi esperanza.

Necesitaba aliento mayormente en la noche. Noche tras noche, la alarma de las 3 A.M. para tener mi sesión de quimioterapia me despertaba de una sacudida—con una recurrente pregunta que resonaba en mi mente: ¿Qué van a hacer ellos si me muero? Como verán, había invertido mi vida en mis muchachos—Tommy, de 13 años; Andrew y Sam, de 12; y Noah, de 7. Me encantaba ser su madre.

Esta pregunta agobiante surgió una tarde en una charla conmovedora con mi hijo de 7 años. Mi cabello se había caído, tenía ojeras por los efectos de la quimioterapia y noches carentes de descanso, y según mi apariencia externa, parecía que el cáncer estaba ganando. Noah se sentó a mi lado. Tomó mi cara con sus manitas y me miró a los ojos con una mirada profunda y preguntó, "¿Mami, te vas a morir?" Con nuestros rostros bañados en lágrimas hablamos de nuestros miedos. Nuestra esperanza parecía haber sido succionada de nuestros corazones y corría por nuestras mejillas.

La pregunta de Noah me atormentó por varios días. Finalmente, en la oscuridad de una temprana mañana, luego de otra noche sin dormir, ya no pude aguantarlo más. No quería despertar a mi esposo, pero tenía que saberlo, "Tom," dije, interrumpiendo su sueño. "¿Qué vas a hacer si me muero?" Él se dio vuelta, me rodeó con sus fuertes brazos, y repitió lo mismo que había repetido las últimas dos noches, "Sheila, te prometo que cuidaré de los niños y los criaré como planeamos. Pero, desde que comenzaste a hacerme esta pregunta, estuve pensando y tengo una pregunta para ti." Él hizo una pausa, y yo pensé, ¿qué clase de pregunta podría ser más importante que la que yo acababa de hacerle? Entonces él me hizo una pregunta que me descolocó completamente. "Sheila", comenzó diciendo, "la verdadera pregunta es ¿qué vas a hacer tú si vives?"

Esta pregunta afectó de tal manera el proceso mental de Sheila que ella cambió totalmente su meta de ser un sobreviviente de cáncer a ser una vencedora. Su texto bíblico favorito se volvió, "...en todas estas cosas somos más que vencedores por medio de Aquél que nos amó" (Romanos 8:37). Ella comenzó a pensar en el futuro y en qué podría hacer para rescatar su vida de las acechanzas de la enfermedad. Su grito de batalla se volvió: "Sin reservas. Sin remordimientos. Sin retorno. Adelante a una máxima velocidad". La siguiente mañana Sheila anunció, "Ya sé lo que voy a hacer. Voy a cumplir mi sueño de ser una doctora. Voy a volver a la Universidad de Florida Central (UCF, por sus siglas en inglés) y voy a terminar mis estudios de pre-medicina".

Y así sucedió. Cuando ella terminó con la quimioterapia, se inscribió en su primer curso, neurobiología, porque la investigación que ella había hecho acerca de los efectos de la quimioterapia indicaba que la misma podía impactar la función ejecutiva del cerebro. Ella ingresó con la aprensión de que no podría competir con las mentes brillantes y jóvenes de sus compañeros de clase, pero al final terminó entre las calificaciones más altas de la clase. Cada vez que ella sobresalía en un curso, declaraba. "¡Toma eso, cáncer!"

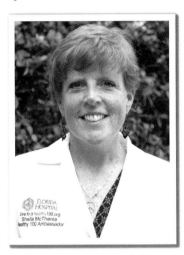

Sheila — La primera Embajadora de Un 100 Saludable [Foto: Meredith Tipton]

Tres años pasaron. Sheila completó sus tratamientos de quimioterapia y sus estudios de pre-medicina mientras permanecía sin síntomas. Si bien Sheila y sus doctores todavía no estaban listos para declarar que el cáncer se había curado, ella sí estaba lista para declarar cómo una perspectiva diferente cambió su vida. Con la ayuda de su familia ella pudo abandonar la impotencia de la enfermedad y experimentar la esperanza de la fe. La meta de Sheila es convertirse en una doctora cuya especialidad sea la prevención, detección y el tratamiento del cáncer de mama en aquellas mujeres que no cuentan con los fondos necesarios para recibir tratamiento. Para el récord, ella pasó su MCAT (por sus siglas en inglés)— el examen para ingresar a la escuela de medicina—con un éxito rotundo.

Pero luego apareció una nueva pregunta. "¿No cree que ya tiene demasiados años para convertirse en doctora?" le preguntaba la gente. Los ojos de Sheila danzaban de placer cuando respondía, "En lo más mínimo. ¡Planeo llegar hasta los cien años, y eso me da un largo tiempo para practicar la medicina!" Al final de nuestra entrevista, Sheila resumió su objetividad con respecto a la vida, "Sólo el Señor sabe cuánto tiempo voy a vivir, pero Él me permite que yo determine cuán intensamente viviré cada día". Dado que Sheila decidió adoptar esta objetividad en la vida, el Florida Hospital le rindió homenaje como la primera Embajadora de un 100 Saludable.

VIVOS GRACIAS A LA INSPIRACIÓN

¡La presencia de Dios en nosotros es la fuente de nuestra inspiración! Recuerde el sexto día de la creación, cuando el Creador esculpió el cuerpo de Adán del polvo de la tierra, luego sopló en las fosas nasales del hombre. Fue un momento milagroso, ya que el soplo de vida llenó de aire los pulmones de Adán, activó su corazón, estimuló su cerebro y llenó de vida su espíritu, y Adán "se volvió un alma viviente". Este momento en la historia es conocido como "la inspiración de la humanidad", con origen en la palabra proveniente del latín *spíritus* (aliento). Estar inspirado es vivir "la vida al máximo". Lo opuesto a una vida inspirada sucede cuando el aliento de Dios departe y morimos.

> Adoptar una actitud correcta puede convertir el estrés negativo en estrés positivo.
>
> — *Dr. Hans Selye*

T. Denny Sanford, un amigo al cual realmente admiro, tiene un lema personal que me encanta: "Aspire a inspirar, antes de que usted expire". Él ha hecho exactamente eso mediante una vida admirable de filantropía. Lo que hace que Denny sea una persona excepcional es su mente brillante para los negocios y un corazón apasionado por las personas.

Usted fue creado para la inspiración, los momentos en que su cuerpo, mente y espíritu están completamente llenos de vida. Usted puede vivir gracias a la respiración—simplemente respirando en la atmósfera que lo rodea. Pero el momento en que usted experimenta el "aliento de Dios" llenándolo de amor, usted se vuelve creativo, su mente se llena de grandes ideas, grandes emociones encienden su espíritu, y grandes acciones fluyen de su cuerpo. Cuando el "aliento de Dios" se extiende a los artistas, ellos ven la vida en toda su belleza y la capturan detalladamente, creando obras de arte. Los músicos componen canciones perpetuas que crean memorias. Los poetas escriben sonetos que el tiempo no puede borrar. Los oradores elaboran pensamientos en frases que dan forma a los dichos de las generaciones venideras. Éste es el poder de la inspiración. Esto es lo que hace que tengamos ganas de vivir y hace que los momentos sean eternos. Por medio de la inspiración, Dios le dará un futuro lleno de esperanza y un presente positivo, y es por eso que éste es el lugar por donde comenzar a la hora de construir una perspectiva positiva. Esta vida llena de Dios le da esperanza día a día a su vida y a su trabajo. Le da los ojos para ver la bondad, los oídos para oír la bondad y las acciones para extender la bondad a otros. Usted puede vivir con esperanza en un mundo destrozado si está inspirado por Dios para fomentar la bondad dondequiera que pueda, a empujar los límites del mal y a darse cuenta de que si bien usted no puede arreglarlo todo, algún día Dios traerá el cielo a la tierra y remplazará la maldad con la bondad. ¡Por lo tanto, viva con esperanza y actúe con bondad!

LA CIENCIA DE LA ESPERANZA

John Harvey Kellogg, el primer director médico del Sistema Adventista de Salud, dijo, "La esperanza es el estimulante más poderoso para el cuerpo."

Nuestra perspectiva de la vida tiene un impacto significativo en nuestra salud física, mental, y espiritual. Todos tenemos desafíos y vicisitudes. "La verdadera esperanza no deja espacio para la decepción", escribe el oncólogo Jerome Groopman, doctor en medicina, en el libro titulado *The Anatomy of Hope/La anatomía de la Esperanza*. "Una esperanza perspicaz nos da el coraje de enfrentar las circunstancias y la capacidad de superarlas. En el caso de todos mis pacientes, he comprobado que la esperanza, la verdadera esperanza, s tan importante como cualquier medicamento."[67]

Lo opuesto a la esperanza es la desesperanza, la cual ataca nuestra mente, nuestro cuerpo, y nuestro espíritu. Saca de un golpe el aliento de vida de Dios de nuestros pulmones de esperanza y causa incontables daños a nuestro bienestar. La desesperanza a menudo se expresa como depresión. Un estudio de quince años realizado por Kaiser Permanente concluyó que las personas con depresión utilizan los servicios del cuidado de la salud cinco veces más que la población normal.

El Dr. Richard Davidson de la Universidad de Wisconsin descubrió que las personas con una actitud positiva tienen más actividad eléctrica y metabólica en el lado izquierdo del lóbulo prefrontal del cerebro.[68] En un estudio reciente, los investigadores encuestaron a 2,432 canadienses mayores de edad acerca de su calidad de vida. Aquellos que mantuvieron una excelente salud por una década entera eran considerados personas prósperas. "Descubrimos que la gente que tenía una perspectiva positiva y niveles más bajos de estrés tenían mayor posibilidad de prosperar en su vejez", expresó Mark Kaplan, autor principal.[69]

> La esperanza no es un camino de salida sino un medio para abrirse camino.
>
> — Robert Frost

EL IMPACTO DEL PESIMISMO Y LA DEPRESIÓN

Investigaciones actuales demuestran la tremenda influencia que la depresión tiene en todos los aspectos de la vida de una persona. "La depresión se destaca como un factor de riesgo independiente para las enfermedades cardíacas", describe Dwight Evans, profesor de psiquiatría, medicina, y neurociencia en la Universidad de Pennsylvania. "Puede ser tan mala como el colesterol."[70]

En cambio, la esperanza trae consigo el optimismo, el antidepresivo natural. Entonces, ¿cómo se puede adquirir esta perspectiva en la vida? Un primer paso esencial es aceptar el hecho de que ¡van a suceder cosas malas! Les suceden a todos. Pero la manera en que usted ve las cosas malas que suceden en su vida (tanto las grandes como las pequeñas) puede ser la clave a la hora de formar su perspectiva y de mejorar su salud. Por ejemplo, ¿qué tal si usted descubriera que ha perdido su billetera y a pesar de sus mejores esfuerzos no pudo encontrarla? O, ¿qué tal si su teléfono fuera a sonar ahora mismo y la voz al otro lado del teléfono le informara que sucedió algo terrible que lo afectará por el resto de su vida? ¿Cómo se explicaría este problema a sí mismo? ¿Cuál de los pensamientos aquí abajo representaría mejor su conversación consigo mismo? ¿Dónde se colocaría usted en la línea entre los dos pensamientos?

Esto es malo.	Esto es malo.
Pero no representa mi vida.	Así funciona mi vida.
Esto es sólo temporero.	Siempre termino lastimado/a.

2 > 3 > 4 > 5 > 6 > 7 > 8 > 9 > 10

En su libro clásico, *Optimismo aprendido*, Martin E.P. Seligman, Doctor en Filosofía, buscó diferencias específicas entre los optimistas y los pesimistas. Luego de veinticinco años de estudio, él escribió, "Si tenemos o no esperanza, depende de dos dimensiones de nuestro estilo aclaratorio: la penetrabilidad y la permanencia".[71] Seligman descubrió que la característica que define a los pesimistas es que ellos tienden a creer que los eventos malos durarán por largo tiempo (permanencia), obstaculizarán todo lo que ellos hagan (penetrabilidad), y que ellos son los culpables. Ellos ven la vida con una *impotencia adquirida*. Él cree que esta tendencia persistente al pesimismo—la creencia de que las acciones orientadas a mejorar las cosas serán fútiles—explica el aumento abrupto de depresión en este país.

"Los optimistas, quienes se enfrentan a los mismos golpes fuertes de la vida, piensan sobre las desgracias de la manera opuesta. Ellos tienden a creer que la derrota es sólo una recaída temporal cuyas causas están confinadas a ese único caso."[72] Pero a la desesperanza no le falta la esperanza, así que, ¿cuáles son algunas estrategias para edificar la esperanza?

ÍNDICE DE POSITIVISMO

La investigación de la Dra. Barbara Fredrickson reveló que la clave para experimentar una perspectiva optimista en la vida es el índice de emociones positivas con respecto a las emociones negativas. Los optimistas tienden a tener tres emociones positivas por cada emoción negativa. Si usted no está acostumbrado a pensar de esta manera, ¿cómo podrá experimentar este índice de 3 a 1? Ella sugiere que usted aprenda a ser receptivo a todo lo bueno a su alrededor. La bondad es abundante. El problema es que podemos estar tan concentrados en las cosas negativas que fallamos en percibir lo positivo, y pasa desapercibido.

La Dra. Fredrickson incluso sugiere programar "pausas de descanso" en su día para mejorar su índice. En otras palabras, si usted se detiene, mira y escucha, comenzará a ser consciente de la belleza y las cosas buenas a su alrededor, lo cual es vital para levantar su espíritu. ¡El descanso mejora la perspectiva!

AFUERA LO MALO –
ADENTRO LO BUENO . . . EMOCIONES

En su libro *Pain Free for Life/Sin dolor para toda la vida*, el Dr. Scott Brady describe su experiencia personal de encontrar alivio de un dolor severo a través de un proceso que involucra la mente y el espíritu, así como el cuerpo. Él describe lo que fue para él una epifanía, "Entendí la verdadera causa de mi dolor—las emociones reprimidas, fuertes y negativas—y que el dolor podía curarse soltando y neutralizando esas emociones....Finalmente, recuperé mi vida—sin dolor ni píldoras. Pude pegarle a las pelotas de golf sin que se me saliera de lugar la espalda, y pude lidiar con situaciones llenas de presión tanto en mi hogar como en el trabajo sin contraer un dolor de cabeza o irritación intestinal".[73]

Resolver emociones dañinas es una parte fundamental de recuperar la salud y tener un rápido proceso de sanación. ¡Las emociones positivas alcanzan su mayor efecto cuando nos detenemos a celebrarlas! Sea un coleccionista de lo positivo; explore el paisaje de la vida para encontrar todo lo bueno, y cuando lo divise, deténgase, deje a un lado su celular, aléjese de la computadora, y permita que la alegría eclipse la rutina mientras su espíritu remonta vuelo. Usted necesita hacer esto en especial justo cuando ha experimentado una emoción negativa, si su perspectiva se tambalea y usted desea recuperar su equilibrio al experimentar tres emociones positivas. Vale la pena dedicar tiempo a implementar esta estrategia; ¡cambiará su perspectiva!

LAS IMÁGENES EN SU MENTE

Johnny nació con parálisis cerebral. Se les recomendó a sus padres, Joan y Mardian Blair, que lo internaran en una institución—porque la familia Blair tenía otros cuatro hijos. Como esto fue sumado al rol de Mardian como presidente de un hospital, el consenso fue que la pareja estaría abrumada si, además, tuviera que cuidar a Johnny.

Pero la familia eligió "el camino menos recorrido" y decidió cuidar a Johnny en su hogar. Ellos lo hicieron por veintisiete años durante los cuales Johnny nunca habló una palabra y requería un total cuidado. La vida de Johnny estaba comprometida física y mentalmente, pero era obvio que su espíritu era robusto—inspirado por el cuidado amoroso de su familia.

> Si los seres humanos cambian sus actitudes internas dentro de su mente, pueden cambiar los aspectos externos de su vida.
>
> — William James

Le pregunté a la familia Blair cómo se mantuvieron positivos dado el compromiso requerido de cuidar a Johnny a lo largo de los años. Joan dijo, "A veces la situación de Johnny era desalentadora y cuidar de él era un desafío, pero la única cosa que nos ayudó a seguir adelante fue la confianza de que en el cielo Johnny sería transformado y que todos estaríamos allí como familia".

Sabía que debíamos capturar esta imagen para compartirla con otras familias, y es por eso que le pedimos al artista Nathan Greene que ilustrara esta imagen mental mediante una pintura original que pudiera inspirar a otras familias. En la actualidad, el cuadro de Nathan Greene, *Johnny Transformado*, está colgado en el Pabellón Walt Disney en el Florida Hospital para Niños. Cuando les mostramos a algunos niños un número de cuadros de arte religiosos exhibidos en las paredes de nuestro hospital, y les pedimos que identificaran su cuadro preferido, ellos consistentemente eligieron este cuadro por encima de todos los otros.

El mensaje de la familia Blair es que la esperanza es un viaje que contiene suficiente belleza para darle brillo a nuestros días grises y a nuestras noches oscuras de desánimo. Todo se trata de la imagen que usted recuerda en su mente y la visión que inspira su espíritu.

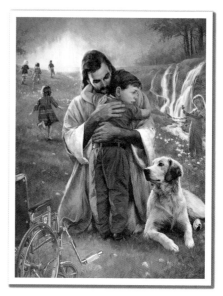

Johnny Transformado - Por el artista Nathan Greene [Todos los derechos reservados usado con permiso.]

LA OBJETIVIDAD PUEDE SER MOLDEADA EN LA MAÑANA

"Deja que entre el brillo del sol....enfréntalo con una sonrisa; abre tu corazón y deja que el sol brille en ti..."

Éstas eran las palabras que mi esposa les cantaba a nuestros hijos cada mañana cuando ellos se despertaban. Mary Lou es la persona en mi vida que invariablemente muestra una actitud positiva. Su ritual despertador comenzaba con un beso en la mañana y una canción. Ella llevaba a nuestros hijos en sus brazos mientras abría las persianas para dar la bienvenida a un nuevo día. Yo me maravillaba al ver cuán contentos se despertaban cada día, sonriendo y dando palmadas con sus manos, mientras cantaban también, y señalaban a las criaturas que descubrían afuera. Yo no soy un fanático de despertarme, pero Mary Lou hizo que cada mañana fuera una delicia, y aprendí cuánto la música puede determinar la perspectiva que usted tendrá durante su día. Inténtelo—elija su propia canción de las mañanas y deje que la música lo conduzca a una visión más positiva de la vida.

EL PODER DE UNA PROMESA

Mi padre era un optimista por decisión propia. Luego de que su familia perdió su granja y sus bienes en una sequía en Canadá, ellos se mudaron a los Estados Unidos buscando sobrevivir. Él fue criado durante la época de la Depresión y fue reclutado para el servicio militar en la Segunda Guerra Mundial. Él tenía razones de sobra para ser un pesimista, sin embargo, a pesar de las experiencias negativas en su vida, decidió ser una persona optimista. ¿La clave? Él era un especialista en tener una actitud mental positiva alimentada por las promesas de esperanza contenidas en las Escrituras, las cuales se había memorizado. Él hizo que su asistente pusiera esas promesas en unas tarjetas del tamaño de las de negocio, e imprimió sets de éstas para compartirlas con los demás.

Yo adopté esta práctica para levantar mi ánimo durante un período muy difícil de mi vida. Mary Lou hizo que esta práctica me ayudara más aún al copiar las promesas en unos pequeños papeles autoadhesivos amarillos y pegarlas en el espejo del baño y en el espejo retrovisor de mi auto. Es sorprendente cómo una palabra de inspiración puede ajustar su perspectiva. Mi padre me enseñó a memorizar las promesas de las Escrituras mientras viajábamos en el automóvil. En aquellos momentos nosotros leíamos, discutíamos y aplicábamos a la vida diaria las promesas de Dios. Como resultado, aprendí a vivir la vida con optimismo, y estoy eternamente agradecido...a mi padre y al Señor, que me lo dio.

PROGRAME UNA "PAUSA PARA LA INSPIRACIÓN"

Para mantener su índice de positivismo, programe una pausa para la inspiración y tómese unos minutos para permitirle a Dios que sople el dinamismo de la bondad dentro suyo. Realice una de las siguientes estrategias y vea cómo su positivismo remonta vuelo:
• Recuerde las cosas buenas alrededor suyo y dé las gracias.

- Escriba una nota de afirmación a alguien.

- Haga una pausa y agradezca a Dios por las bendiciones en su vida.

- Encuentre una promesa bíblica y personalícela agregándole su propio nombre.

- Escuche una canción, o mejor aún, cante una canción de agradecimiento.

- Tome una foto de la belleza que hay cerca suyo o concéntrese en una pieza de arte que exprese la esperanza para usted.

- Disfrute de una buena carcajada—Porque la alegría del Señor es la fortaleza de ustedes, y un corazón alegre es buena medicina (vea Proverbios 17:22).

Si las heridas de la vida han hecho que usted se vuelva insensible a la esperanza de Dios, yo simplemente oro para que usted sienta el soplo del cielo llenándolo con valor eterno, para que pueda convertirse en un alma viviente. Yo sé que eso puede pasar porque yo lo experimenté. He cruzado el valle con amigos y con mi familia hasta que pudimos ver la luz de la esperanza. Mi oración para usted es que los lentes a través de los cuales usted ve la vida, sean aserrados por los lentes gemelos del optimismo y la esperanza.

| Pasos hacia el éxito |

- **Pida prestada la esperanza cuando la necesite**: Como en el caso de Sheila, usted descubrirá que el ánimo de otros puede mantener a flote su propia esperanza, incluso cuando parece que su situación no tiene esperanza.

- **Haga su propia cartelera de esperanza**: En su espejo, refrigerador, pared o en algún lugar por donde usted pase regularmente, escriba palabras y frases positivas, optimistas y llenas de esperanza. Cree un bloc de notas autoadhesivas de palabras esperanzadoras, y llévelo con usted para repasar.

- **Responda a la pregunta del esposo de sheila**: "¿Qué vas a hacer tú si vives?" Pretenda que no hay nada que lo detenga. ¿Cómo quiere invertir el resto de su vida? _____

- **Aumente su cociente de optimismo**: ¿Cuáles son las tres cosas que puede hacer para reemplazar cualquier sentimiento pesimista que lo arrastra lejos del optimismo?

- **Relaciones interpersonales**: Aprenda a perdonar—no se quede en el pasado. Muchas personas quieren intentar ajustar las cuentas antes de poder perdonar. La realidad es que la mayoría de las ofensas que nos han hecho no pueden repararse. Es por eso que otorgar el regalo del perdón es a menudo la mejor elección que usted puede hacer. En el libro titulado *Perdona para vivir: Cómo el perdón puede salvar tu vida*, el Dr. Dick Tibbits describe cómo le rentamos espacio en nuestra cabeza a toda clase de emociones dolorosas cuando no perdonamos. Perdonar no es admitir que la otra persona tiene la razón; es dejar de ser su juez y jurado, dándole ese trabajo a Dios.

- **Ríase más**: Un partidario de los beneficios saludables de la risa llama a la risa a carcajadas "el ejercicio interno". Él dice, "Una buena risa a carcajadas ejercita el diafragma, contrae los abdominales, hace trabajar a los hombros y deja los músculos más relajados. Proporciona un buen ejercicio para el corazón. Reírse 100 veces equivale a 10 minutos en una máquina de remos, o 15 minutos en una bicicleta".[74] Encuentre y comparta buenos chistes, dibujos animados e historias que lo hagan reír. Póngalos, según convenga, en su computadora y por su casa para mantener esa sonrisa en su rostro y algo de ligereza en su corazón.

11

Nutrición

Alimentando el cuerpo, nutriendo la mente, inspirando el espíritu

La mayoría de las personas que lean este capítulo van a esperar algunos consejos prácticos en cuanto a las dietas. Pero en este capítulo queremos señalar que la estrategia más poderosa de la salud nutricional no sólo es alimentar el cuerpo, sino nutrir la mente e inspirar el espíritu. La historia de Brian ilustra este principio poderosamente.

NUTRICIÓN TOTAL

Los dolores de cabeza recurrentes dieron las primeras señales de que algo andaba mal. Luego la falta de aire, seguida de un dolor agudo en el pecho, impulsaron a Brian a actuar rápidamente. Él sabía su historial familiar. Él tenía una disposición genética a las enfermedades cardíacas. Su padre había tenido una cirugía de revascularización (bypass) cuádruple cuando tenía alrededor de cincuenta años. Brian sospechaba que él quizás tendría que enfrentar una enfermedad cardíaca en algún punto de su vida, pero no a la temprana edad de treinta y nueve años. Era demasiado temprano, y él estaba determinado a encontrar el mejor asesoramiento médico disponible para evitar repetir el historial cardíaco de su padre.

El cardiólogo de Brian confirmó sus miedos—su salud cardíaca estaba bajo asedio. Los resultados del laboratorio indicaron que un raro trastorno genético de la sangre había acelerado una obstrucción en los vasos sanguíneos críticos de su corazón. La necesidad inmediata era reabrir un vaso e implantar un stent vascular. Pero el peligro no terminó ahí. En el plazo de tres meses, Brian necesitó otro stent. Y nueve meses más tarde, él necesitó un tercer stent en la arteria descendente anterior izquierda, conocida en inglés como la *widow-maker*.

Brian y su esposa, Tina, acababan de tener a su quinto hijo. Se suponía que ésta era la etapa más productiva y fuerte de sus vidas—sus mejores años. Juntos se embarcaron en esta nueva jornada con el compromiso de recuperar la salud por completo. Ellos lo llamaron "nuestro recorrido hacia la plenitud" porque creían que la clave era diseñar una estrategia que inspirara el espíritu, renovara la mente y vigorizara el cuerpo. Una nutrición saludable para el corazón era la oportunidad más aparente, pero Brian y Tina decidieron hacer más. Ellos se dedicaron a ir en pos de un cambio completo de la Salud CREACIÓN. Es por esto que la historia de Brian es tan poderosa, porque en vez de simplemente cambiar su dieta, él fue en pos de un estilo de vida saludable. Si usted está cansado de los altibajos de las dietas, lo invito a adoptar el estilo de vida de Un 100 Saludable. La historia de Brian puede mostrarle cómo:

A menos que hiciera todo lo que estaba a mi alcance para mejorar mi salud, esta enfermedad cardíaca iba a acortar mi vida. No iba a ver a mis hijos convertirse en adultos, enamorarse, casarse y criar a sus hijos. Yo sabía que tenía que depender de los médicos para que abrieran mis vasos sanguíneos obstruidos, pero estaba en mí tomar las riendas de mi salud para reducir, prevenir y quizás hasta revertir la obstrucción.

Luego de los procedimientos en que me colocaron los stents, yo sabía que simplemente no podía ceder a una realidad genética que estaba más allá de mi control. Así que evalué mi estilo de vida. Noten que dije estilo de vida, porque no comencé ni con dieta ni con ejercicio. Tenía que comenzar por lo que era prioritario. Para establecer mis prioridades, debía modificar mi propósito, así que volví a leer la declaración de mi misión personal que había escrito años atrás. Ésta se convirtió en el centro alrededor del cual modelé mi estilo de vida. Me sorprendí al ver cuánto más fácil era elegir las prioridades correctas cuando mi propósito era claro y estaba definido. Dos libros escritos por Bruce Wilkinson me guiaron en este recorrido: *La oración de Jabez* me inspiró al saber que el Señor extendería mi vida a Su manera y *Secretos de la vid*, se convirtió en mi libro de texto de caminar con Dios libre de estrés durante la incertidumbre. Fue en este momento que me di cuenta de que la nutrición iba más allá de los alimentos que comía, que incluía también la manera en que alimentaba mi espíritu y concentraba mi mente.

Establecí mis prioridades trimestrales y las compartí con mi familia y colegas para fomentar apoyo y responsabilidad de rendir cuentas—apoyo al pedirles que entendieran cuándo yo diría que sí y cuándo rechazaría peticiones. La obligación de rendir cuentas era la clave para que mis amigos y mi familia me responsabilizaran de alinear mis prioridades con mi misión. Durante el primer año de este cambio de estilo de vida, mi asistente y yo desarrollamos un cuadro gráfico para asegurarnos de que mis citas diarias estuvieran de acuerdo con mis prioridades. Esto aseguró que mi vida fuera rediseñada de acuerdo a los hábitos de Salud de CREACIÓN.

> Mientras usted come junto a su familia usted se alimenta de amor y risas.

El próximo paso fue controlar mi perspectiva. El poder de una perspectiva positiva era la clave, y la jornada fue aprender a ser optimista. Practicar el optimismo no es la tendencia natural de la mente analítica de un Jefe de Dirección Financiera (CFO, por sus siglas en inglés). Esta perspectiva intensificó mi gratitud por las cosas que antes había dado por sentado. Las cenas en familia se convirtieron en mi mayor placer; me sentaba con mi esposa y mis hijos y simplemente compartíamos las historias de sus vidas; los escuchaba más atentamente y oí sus corazones como nunca lo había hecho antes.

Luego de estos cambios, sentí una mayor paz, fortaleza y una mejor perspectiva de la vida. Yo lo llamo nutrición espiritual. Tendemos a definir la nutrición por lo que ponemos en nuestras bocas, pero ahora me doy cuenta de que las palabras que salen de nuestra boca y los pensamientos que alimentan nuestras mentes nos impactan aún más profundamente. La mejor manera de analizar su nutrición es evaluar con qué alimenta no sólo a su cuerpo, sino también a su mente y su espíritu.

Aprender acerca de investigaciones sobre la nutrición me proveyó la información necesaria para enfocar mi mente en las mejores soluciones. Mi hijo me dio el libro titulado El estudio de China, escrito por T. Colin Campbell, que presentaba evidencia convincente de los beneficios de una dieta a base de plantas, y decidí ir en pos de una dieta vegetariana. Éste fue el primero de una serie de cambios nutricionales. El siguiente cambio importante fue incorporar una alimentación estratégica, lo cual básicamente significa administrar la energía. Mi libro de texto para este cambio fue el libro titulado El atleta corporativo avanzado escrito por Jim Loehr, Doctor en Filosofía.

Comer para adquirir energía me enseñó a controlar el azúcar en mi sangre por medio de bocadillos saludables que comía en momentos críticos del día. Mi enfermedad cardíaca absorbía toda mi energía, y comer estratégicamente ha sido una solución significativa. En el trabajo experimenté una concentración más consistente a lo largo del día y menos olas de baja energía. Aprender las opciones nutricionales para mantener el azúcar en mi sangre dentro de un rango ideal se volvió la clave. Mi mente no se distraía tanto durante las conversaciones porque sustituí mis pausas para tomar café por pausas de energía. Mi nuevo hábito era consumir menos cafeína y más proteína. Mi familia en particular notó el gran impacto de estos cambios en nuestro hogar. En vez de volver al hogar exhausto y colapsar en el sillón, tenía suficiente energía para jugar con mis hijos y disfrutar de la familia. Ahora aliento a todos mis colegas y amigos a que intenten comer con el propósito de obtener energía—lo cual ha reformado mi día.

¿Cuáles son mis resultados hasta este momento? Durante los últimos años simplemente me enfoqué en lo que podría controlar en mi cuerpo, mente y espíritu que influenciara mi predisposición genética a enfermedades cardíacas. Recientemente completé el Examen de Salud de Celebration, el programa físico de salud total del Florida Hospital. Cada uno de los exámenes indicó que he mejorado con respecto al año anterior, y que los puntajes de mi corazón, en particular, muestran un progreso.

¿Qué podemos aprender del recorrido de Brian hasta alcanzar una salud plena? No se conforme con un cambio en la dieta; decídase por un estilo de vida que enfatice la nutrición en su totalidad. Alimente su espíritu con misión, alimente su mente con la ciencia de la nutrición y alimente su cuerpo con una dieta a base de plantas. Quizás el aspecto más poderoso de la historia de Brian es la perspectiva que brinda. El peligro de dar por sentado que va a vivir más tiempo es que usted pospone para el día siguiente vivir con propósito; las buenas intenciones pavimentan el camino hacia la mediocridad, y termina viviendo una vida ordinaria.

A PENSAR DIFERENTE ACERCA DE LA COMIDA

Somos una nación obsesionada con la comida—tanto en comerla como en no comerla. Las cadenas televisivas y miles de libros son devotos a este tema, y cada año parece haber una nueva dieta que cambiará nuestras vidas. Lo gracioso es que todas las prometedoras dietas de moda usualmente se basan en algún aspecto del plan original de alimentación para el hombre en el Edén. "También les dijo: 'Yo les doy de la tierra todas las plantas que producen semilla y todos los árboles que dan fruto con semilla; todo esto les servirá de alimento.'" (Génesis 1:29). ¿Qué les ofreció Dios a Adán y Eva? Un gran número de frutas y vegetales, y una maravillosa variedad de frutos de cáscara (nueces, almendras, etc.) y granos.

Estoy seguro de que no se sorprenderá al saber que la dieta es un factor significativo en la longevidad, como así lo examina el libro *Las zonas azules*. Los Sardos en Italia consumen una gran cantidad de comidas con ácidos grasos omega 3; los habitantes de Okinawa en Japón comen pequeñas porciones de comidas bajas en grasa; y los adventistas promueven el vegetarianismo.[75]

Los consejos en el resto de este capítulo se inclinarán firmemente hacia el estilo de vida de una dieta sin carne. Yo sé que este ideal no es atractivo para todos, pero la meta de estos principios de Salud CREACIÓN es proveerle la información practicada por las Estrellas de la Longevidad que puede optimizar su calidad de vida en la actualidad y aumentar la probabilidad de vivir una vida más larga y más saludable.

Por lo tanto, proceda con una mente abierta y considere cómo podría dar pequeños pasos hacia una dieta a base de plantas, o al menos una dieta concentrada en un consumo moderado de carnes de aves de corral y de pescado como fuentes de proteína. La *American Society For Nutrition* (La Sociedad Americana para la Nutrición) se ha apartado en gran manera de esta simple prescripción de dieta, pero aquí tenemos el punto de vista del Dr. Dean Ornish, cuyas investigaciones acerca de dietas y estilos de vida han adquirido una extensa popularidad entre pacientes y médicos como una manera de prevenir y revertir las enfermedades cardiovasculares. "Seguir una dieta vegetariana, caminar (hacer ejercicio) cada día y meditar se consideran radicales. Permitirle a alguien que le corte el pecho y le injerte las venas de su pierna en su corazón se considera normal y conservador." [76]

> Deja que la comida sea tu medicina y la medicina sea tu comida.
> — Hipócrates

El enfoque que le da la sociedad a la comida es precisamente el problema para la mayoría de las personas. De todas las opciones nutricionales disponibles, una es garantizada a mejorar su salud y a posibilitarle vivir más años: comer menos. El Dr. Robert Good ha llevado a cabo investigaciones que demuestran, tanto en animales como en humanos, que consumir menos calorías mejora casi todos los aspectos del sistema inmunológico. De hecho, las enfermedades causadas por un desequilibrio en el sistema inmunológico se vuelven más fáciles de manejar. Nadie tiene la certeza de por qué esto sucede, aunque una posible explicación es que disminuye la exposición a los radicales libres (toxinas que causan estragos en las células y que pueden contribuir al desarrollo del cáncer y otras enfermedades) en la vida de una persona.

Durante una comida, siempre que llegue al punto de querer servirse más, aleje el plato y espere entre diez y quince minutos en vez de servirse el segundo o tercer plato automáticamente. Si le da tiempo a su cuerpo para que digiera la comida, el hambre a menudo disminuye, y usted estará exactamente donde necesita estar en su alimentación para una salud óptima.

ALIMENTOS NO PROCESADOS A BASE DE PLANTAS

El influyente libro titulado *El estudio de China*, escrito por el Dr. T. Colin Campbell, detalla un análisis de dieta exhaustivo que comenzó en el año 1983 y que fue descrito por el periódico estadounidense *The New York Times* como el "Grand Prix de la epidemiología". Fue un proyecto colaborativo de investigación por la Universidad de Cornell, La Universidad de Oxford, y la Academia de Medicina Preventiva de China que abarcó veinte años. Los autores del estudio concluyeron que las personas que llevan una dieta de alimentos sin procesar a base de plantas que evita las proteínas de animales y las grasas de la carne de res, aves de corral, huevos, pescado, y leche pueden minimizar y/o revertir el desarrollo de enfermedades crónicas. Ellos también recomendaron una cantidad de tiempo adecuada de exposición al sol para mantener suficientes niveles de vitamina D, y suplementos dietéticos de vitamina B12 para aquellas personas que evitan completamente el consumo de productos provenientes de animales.

Pero los beneficios de una dieta de alimentos sin procesar a base de plantas no están limitados a minimizar o revertir las enfermedades crónicas. Según varios expertos, una dieta tal puede ayudarlo también a que se sienta saciado y pierda peso. En el libro titulado *The Full Plate Diet/La dieta del plato lleno,* los doctores Seale, Sherard y Fleming señalan que la mayoría de los alimentos sin procesar a base de plantas contienen un alto contenido de fibras. ¿Por qué es importante esto? "La fibra dietética hace que se sienta saciado. Agregue fibra a sus comidas y usted consumirá menos calorías. Consuma menos calorías que las que quema y perderá peso....Puesto que las frutas, los vegetales, granos enteros, frijoles, y frutos de cáscara tienen mucha fibra y son fáciles de conseguir, perder y mantener la pérdida de peso es simplemente una cuestión de comprar alimentos saludables en la sección de productos agrícolas de su colmado, seleccionar los mejores productos del mercado, ordenar los alimentos correctos del menú, y no comer a menos que tenga hambre."[77]

Con todas las inquietudes acerca de las dietas que existen hoy en día, esto es lo realmente esencial: Sea simple. Concéntrese en los alimentos sin procesar a base de plantas y que estos sean tan naturales como sea posible. Lo invito a adoptar el principio de nutrición de la Salud CREACIÓN y a comenzar una relación nueva y balanceada con la comida.

UN GESTO DE AMOR PERDURABLE

Tenemos otra razón muy convincente para elegir una dieta saludable y balanceada: en 1960, sólo el 4 por ciento de los niños estadounidenses eran considerados obesos. Ese número ha subido vertiginosamente a más de un 15 por ciento. Ciertos problemas de salud que los doctores sólo veían en adultos de cincuenta años o más, ahora están afectando a los niños: enfermedades cardíacas, accidentes cerebrovasculares, hipertensión, problemas en las articulaciones y artritis. Y esto no incluye el estrés social y emocional que los niños experimentan cuando están sobrepeso.

Esto no es lo que queremos para nuestros jóvenes. Necesitamos apartar de nuestra mente la idea de que los dulces y las comidas procesadas son una manera de darse un gusto y una muestra de afecto. En el libro *SuperSized Kids/Niños sobrepeso*, el Dr. Walt Larimore y la nutricionista Sherri Flynt hacen la siguiente observación básica pero contundente, "Los niños (y la mayoría de los adultos) preferirían que los alimentos salados, dulces y altos en grasa fuesen la base de su dieta. Sin embargo, estos alimentos son muy poco nutritivos y poseen una gran cantidad de calorías. Enseñe a sus hijos que estos alimentos (papas fritas, golosinas, galletas, etc.) pueden disfrutarse ocasionalmente (y enfatizamos *ocasionalmente*). En lugar de eso, concéntrese en aquellos alimentos que proporcionan lo que el cuerpo necesita para gozar de una buena salud".[78]

DE VUELTA A LOS CONCEPTOS BÁSICOS

Un gesto de amor perdurable es compartir y enseñarle a los niños los maravillosos conceptos básicos de la nutrición que Dios creó como una alternativa saludable a la dieta de alimentos salados, dulces, grasosos, (y que engordan) descrita anteriormente. Y no hay nada más "básico" que retornar al "jardín" original para redescubrir el diseño original de Dios para la dieta del hombre—es decir, el consumo diario de una amplia variedad de alimentos sin procesar (frutas, vegetales, granos, moras y uvas). Algunos estudios han demostrado claramente la diferencia que hace este factor.

Por ejemplo, el Estudio de Salud Adventista, patrocinado en parte por los Institutos Nacionales de la Salud (NIH, por sus siglas en inglés), se centró por treinta años en la expectativa de vida de los adventistas que vivían en el sur de California. El estudio concluyó que aquellos vegetarianos estrictos en el grupo vivían un promedio de entre seis y nueve años más que la población en general.

El estudio mantuvo un registro de aquellos factores en el estilo de vida que eran estadísticamente significativos en predecir la longevidad, incluyendo: el ejercicio regular, una dieta vegetariana, el historial de fumar, el peso corporal y (curiosamente) si ellos comían una pequeña porción de frutos de cáscara entre cinco y seis veces por semana.

> Si proviene de una planta, cómalo;
> Si fue fabricado en una planta, no lo haga.
>
> — Michael Pollan

El estudio indicó que "la expectativa de vida descendió entre nueve y diez años para aquellos adventistas que estaban sobrepeso, eran ex-fumadores, no eran vegetarianos y que no hacían ejercicio ni comían frutos de cáscara regularmente, lo cual demuestra el efecto que tiene el estilo de vida sobre la longevidad (más allá de simplemente ser adventistas)."

Si usted quiere aumentar sus probabilidades de que algún día lo llamen *centenario* y de disfrutar más años de vida saludables, entonces considere los factores de estilo de vida mencionados arriba como "buenas prácticas" para incorporar en su vida. A continuación vea un resumen de algunos descubrimientos de la primera fase del estudio:

- Comer frutos de cáscara varias veces por semana reduce las probabilidades de ataques cardíacos un 50 por ciento.
- Comer carnes rojas aumenta las probabilidades de cáncer de colon un 60 por ciento.

- Comer pan integral en lugar de pan blanco reduce las probabilidades de ataques cardíacos no fatales un 45 por ciento.
- Los hombres que consumen una gran cantidad de tomates reducen sus probabilidades de contraer cáncer de próstata un 40 por ciento.
- Tomar leche de soya más de una vez al día puede reducir el cáncer de próstata un 70 por ciento.

¿OTRA DIMENSIÓN DEL AMOR?

Dios creó el cuerpo humano para funcionar a base de alimentos, pero ¿alguna vez se preguntó por qué simplemente no se le ocurrió algún tipo de mecanismo eficiente para realizar el trabajo rápidamente? Estoy pensando en los tubos que usamos en el hospital, o ya que Él es capaz de cualquier cosa, una comida que contenga toda la nutrición que necesitamos. La comemos en la mañana y listo. Pero Él no nos creó de esa manera.

Yo pienso que el diseño de Dios en cuanto a los alimentos y la nutrición es un reflejo de Su naturaleza. Él es sociable, y el amor es sociable. Por lo tanto, con el objetivo de unirnos en otra dimensión del amor, nos hizo sociables en torno a los alimentos, para que pudiéramos disfrutar de los placeres sensoriales de comer en la compañía de otros, lo cual aumenta ese placer significativamente.

Por un momento, vayamos más allá de sólo las razones físicas para comer bien. Yo creo que la clave para volver a la salud que Dios planeó para nosotros es tratar su cuerpo con reverencia. El apóstol Pablo dijo, "¿Acaso ignoran que el cuerpo de ustedes es templo del Espíritu Santo, que está en ustedes, y que recibieron de parte de Dios, y que ustedes no son dueños de sí mismos? Porque ustedes han sido comprados; el precio de ustedes ya ha sido pagado. Por lo tanto, den gloria a Dios en su cuerpo y en su espíritu, los cuales son de Dios" (1 Corintios 6:19-20. Reina Valera Contemporánea). Ésta es una manera extraordinaria de ver al cuerpo humano, y así es como Dios lo ve.

Debemos comer de una manera saludable porque lo valemos, porque hemos sido llamados a algo noble y grandioso. Nuestros cuerpos son templos del Espíritu Santo.

130 SECRETS DE UN 100 SALUDABLE

¿QUÉ PASA CON EL PESO?

Por supuesto, cualquier discusión sobre alimentos debe incluir la necesidad de mantener un peso saludable. Una vez más, éste es un tema del cual los estadounidenses nunca se cansan. Hoy en día, si una persona célebre aumenta o pierde diez libras, aparece en los titulares nacionales. Pero cuidemos de nuestros cuerpos, no para imitar a las celebridades, sino porque nuestros cuerpos son preciados regalos de Dios—el lugar donde Él reside en este mundo. ¡Tenemos que querer estar lo más saludables posible para honrar el maravilloso paquete físico que Dios creó, en el cual habita Su Espíritu!

Si le gustaría aprender más acerca de cómo mantener un peso saludable, visite nuestra página web, Healthy100.org, donde encontrará la fórmula para calcular su índice de masa corporal (IMC). Una de las mejores maneras para determinar dónde usted debe estar en cuanto al peso es midiendo su IMC. Si su IMC está fuera del rango recomendado, no le debe sorprender descubrir que la dieta y el ejercicio pueden cambiar esos números por completo.

Recuerde, ¡usted tiene el poder de la elección y usted tiene el control! Y no se trata de todo o nada. Una buena manera de comenzar es dando un paso a la vez en dirección a un estilo de vida más saludable.

| Pasos hacia el éxito |

Se nos bombardea con información y consejos acerca de qué dietas y qué alimentos elegir. Simplifique su vida y mire el plan "original" de Dios para que tengamos cuerpos, mentes y espíritus saludables y balanceados.

• **Nutrición holística** – En la historia relatada al principio del capítulo, Brian describió la importancia de vivir una vida con propósito para poder experimentar una vida extraordinaria llena de pasión y significado. ¿Cuál es su propósito o misión en la vida? ¿Esto le da la inspiración de vivir la vida "al máximo" físicamente, mentalmente y espiritualmente?

- **Coma alimentos frescos** – Incluya una variedad de frutas y vegetales en sus comidas. Trate de merendar vegetales crudos en vez de galletas o papas fritas. Haga que las ensaladas formen parte de su almuerzo y de su cena. Cuando elija sus frutas y vegetales, escójalos por su color—los vegetales, frutas, hierbas y legumbres de colores intensos están llenos de minerales y nutrientes que combaten las enfermedades. Siempre que pueda, compre aquellos que son "orgánicos", pero edúquese acerca de los beneficios del costo extra, lo cual puede variar entre un producto y otro.

- **Frutos de cáscara y granos** – Consuma granos integrales al menos tres veces al día—hay muchos productos disponibles para elegir. Los granos enteros son una buena fuente de fibra insoluble, vitaminas B y carbohidratos complejos. No se olvide de incluir cantidades moderadas de frutos de cáscara y semillas, que estén llenas de grasas saludables solubles como, por ejemplo, la omega-3, la omega-6 y la vitamina E. También son fuentes excelentes de proteína, sin el colesterol o las grasas saturadas que se encuentran en los productos derivados de animales. Intente agregarle a su cereal leche de arroz o de soya y, si quiere hacer lo mejor, la próxima vez que haga una parrillada, sustituya una hamburguesa de carne por una hamburguesa de soya.

- **Fibra** – En general, cuanta más fibra consume, más peso pierde. Cuando aumenta la cantidad de fibra en alimentos no procesados a base de plantas, tendrá menos lugar para alimentos llenos de calorías.

- **Coma menos** – Piense en esto. Si la elección nutricional de comer menos es la elección más importante para alargar la vida que cualquier persona pueda hacer, ¿de qué maneras creativas puede alcanzar esto para usted y para sus seres queridos? (Por ejemplo, usar platos más pequeños cuando come en su casa; guardar parte de la porción que le sirvieron en el restaurante para comerla después; reducir las meriendas entre las comidas; disminuir la cantidad de postres altos en calorías.)

- **Cocine todo usted** – Casi siempre es más saludable si lo cocina todo usted, en vez de comprar productos procesados o parcialmente procesados y diseñados para acortar el tiempo de preparación. Esto se debe a que los alimentos procesados probablemente tendrán menos nutrientes y más aditivos artificiales o preservativos, o ambos. Cuando una etiqueta en el alimento dice "enriquecida", es generalmente porque el alimento ha sido tan procesado que le han quedado pocos beneficios nutricionales. Por ejemplo, el arroz integral tiene tres veces más de la fibra beneficiosa que el arroz blanco fortificado, y a diferencia de la harina blanca procesada/enriquecida, el saludable germen de trigo y el salvado no son extraídos de la harina integral.

• **Comience poco a poco** – Si usted está acostumbrado a comer carne o tiene el hábito de consumir productos lácteos de alto contenido en grasas, por ejemplo, gradualmente avance hacia un plan más saludable. Empiece substituyendo una o dos cosas, con la meta de eliminar la carne por completo o considerarla, como lo hizo Thomas Jefferson, como un acompañamiento o una parte del "principio del sabor".[79] Especialmente cuando se trata de preparar comidas para su familia, comience con un cambio gradual y con el conocimiento o consentimiento de todos. Después de todo, no hay mucho futuro en forzar a aquellos a quienes usted les prepara la comida a consumir algo que realmente no les gusta cuando usted es el único que está convencido que es mejor para ellos. Su meta es inspirar en ellos el compromiso de comer mejor y por todas las razones correctas, ya que sólo cuando se internaliza ese compromiso, se resistirá la prueba de ser tentado a comer comida rápida.

• **Hágalo divertido** – Las comidas naturales que prepara pueden verse bien y tener un buen sabor, pero su preparación puede requerir algunos ajustes de parte del que prepara la comida. Su biblioteca local tiene repisas llenas de libros de cocina y planes de comidas que pueden inspirarlo con recetas sabrosas para preparar comidas sin carne. En el Internet podrá encontrar millones de recetas de comidas sin carne que puede descargar y disfrutar. En su tienda local de alimentos naturales podrán darle varias sugerencias y provisiones. O puede planear un paseo familiar a un mercado agrícola semanal para abastecerse de los productos esenciales; la atmósfera es divertida, la comida es estacional y fresca, y los precios por lo general hacen que el viaje valga la pena.

UN 100 SALUDABLE

12

CREANDO EL LEGADO DE SALUD DE SU FAMILIA

Pasando un estilo de vida saludable de generación en generación

LA EXPECTATIVA DE VIDA DE LOS HABITANTES Okinawa está disminuyendo—este titular me consternó. Continué leyendo y descubrí que este célebre estilo de vida que ha generado tantos de los secretos de la longevidad ¡no está siendo transmitido de generación a generación! El Dr. Makoto Suzuki, quien es coautor del libro titulado *El programa Okinawa*, se lamenta de que los hombres de Okinawa solían tener la expectativa de vida más alta entre los japoneses. Pero esta estadística comenzó a decaer a partir de 1990 y fue documentada en el censo del año 2000. El Dr. Suzuki y otros expertos de la salud señalan que la generación más joven de Okinawa ha emigrado de la cultura activa de caminar, andar en bicicleta y navegar en bote y han adoptado la costumbre de viajar en un auto o un autobús. Esta disminución en la actividad, combinada con la conveniencia de los establecimientos comerciales de comida rápida alrededor de las bases militares estadounidenses, han causado que la expectativa de vida disminuya y que aumenten las enfermedades.

Esta celebrada cultura de salud está siendo derrumbada—el artículo también menciona que uno de los impactos más trágicos de este cambio es que las generaciones de edad más avanzada, que continúan practicando los hábitos de salud de sus ancestros, están teniendo que enterrar a sus nietos. La pregunta obvia es si los ancianos de la actualidad (de alrededor de noventa años) serán la última generación de habitantes de Okinawa que lleguen a un 100 Saludable.

Como testigos de la desaparición de la salud y la longevidad de los habitantes de Okinawa, la pregunta para cada uno de nosotros es, ¿cómo podemos inspirar a nuestros hijos a adoptar un estilo de vida saludable? ¿Cómo podemos construir un patrimonio de salud que impacte a nuestros hijos y a su vez a los hijos de ellos, y de este modo colocar el cimiento para muchas generaciones saludables?

La buena noticia es que mientras otros estilos de vida declinan, el estilo de vida de un 100 Saludable continúa aumentando la expectativa de vida de aquellos que lo practican. Establezca metas de un 100 Saludable que motiven a cada miembro de su familia sin importar su edad—metas enfocadas en alcanzar una óptima salud en cada década de la vida.

SALUDABLE EN CADA DÉCADA

La mejor manera de llegar a un 100 saludable es siendo saludable en cada década y continuar de esa manera. Es posible que los jovencitos no estén motivados por una meta de alcanzar un 100 saludable—¡parece tan distante! Pero ser saludable cuando tenga diez, veinte o treinta años es algo muy real, algo que se puede alcanzar ahora. Investigue los estándares de salud para cada década e inspire a cada miembro de su familia a alcanzar el máximo rendimiento de acuerdo a su edad y género.

> La felicidad radica, ante todo, en la salud.
> — George William Curtis

La lista de las Estrellas de la Longevidad está llena de ejemplos de héroes de la salud de múltiples generaciones. La buena noticia es que mientras otros estilos de vida declinan, el estilo de Vida de un 100 Saludable continúa aumentando la expectativa de vida de aquellos que lo practican. Por otra parte, algunos investigadores han documentado que este estilo de vida funciona en varias culturas alrededor del mundo, sin importar la geografía o la genética.[80] Investigaciones indican que es un estilo de vida que funciona en áreas urbanas y rurales.[81] Es también un estilo de vida que se puede transferir de generación a generación. Así que no importa quién sea usted o dónde vive, usted y su familia pueden beneficiarse si adoptan y comienzan este estilo de vida hoy.

El resto de este capítulo es un estudio de caso de cómo pasar un legado de salud a su familia y se basa en una entrevista realizada a una familia que comprende tres generaciones de salud. A medida que usted lea, es posible que se vea tentado a pensar, "Tendría que haber comenzado esto años atrás" u "Ojalá nuestra familia se hubiera enterado de los ochos secretos antes". Pero espere, esto no se trata de lo que usted, sus padres o sus abuelos hicieron o dejaron de hacer. Esto se trata de lo que usted puede hacer ahora. Nunca es demasiado tarde para comenzar. Por lo tanto, adopte un futuro saludable en lugar de lamentar un pasado poco sano.

Para ayudarlo a que tenga un panorama más claro de cómo se puede transferir este estilo de vida de generación a generación, déjeme contarle de la familia Houmann.

El Dr. Carl Houmann es una persona saludable de noventa y pico de años; su hijo Lars es una persona saludable de cincuenta y pico de años; y su nieto Cameron es una persona saludable de veinte y pico de años. Los entrevisté a cada uno de ellos para conocer la manera en que estos ocho secretos fueron transmitidos por tres generaciones. Tengo la certeza de que sus respuestas pueden darle el poder necesario para inspirar un legado de salud para su familia.

LA PRIMERA GENERACIÓN

Llego al hogar del Dr. Houmann antes del anochecer— los canteros repletos de flores multicolores dan evidencia de que Anna es una experta en jardinería. Anna me recibe en la puerta principal. Esta pareja es la personificación de las Estrellas de la Longevidad. Luego de su matrimonio en el año 1948, Anna y Carl sobrevivieron los bombardeos aéreos y la ocupación de Dinamarca por Alemania durante la Segunda Guerra Mundial. Ellos llevaron el Cuidado de Salud Adventista a Etiopía, supliendo las necesidades de la familia real y de aquellos golpeados por la pobreza. Pero, más importante aún, ellos forjaron un legado de salud para sus cinco hijos.

Carl y Anna se conocieron en la escuela de fisioterapia en Dinamarca—ambos se sintieron atraídos a esta profesión con el objetivo de ayudar a otros a vivir una vida más saludable. Este legado ya había sido forjado por la familia de Carl—sus padres, quienes se especializaron en la fisioterapia, fueron pioneros de la medicina adventista basada en el estilo de vida. Después de graduarse de la Escuela de Fisioterapia, el director médico dijo, "Pienso que deberías ir a Loma Linda, California, y estudiar medicina". Y, casi sin darse cuenta, Anna y Carl se dirigían a los Estados Unidos, donde Carl terminó la carrera de medicina.

He aquí algunos principios que extraje de mi entrevista con Carl:

• **No piense en la edad** – Carl no se enfoca nunca en su edad. Inconscientemente, él piensa que todavía tiene setenta y pico de años. Él nunca piensa que no puede hacer algo porque es demasiado viejo. Simplemente lo hace.

• **Valore el descanso sabático** – Carl y Anna criaron a su familia en un hogar donde el ritmo de vida era a menudo intenso. Las responsabilidades laborales parecían consumir la semana, y afectaban su salud. Para recuperar el ritmo de la vida, ellos reservaron el séptimo día de la semana para renovar su mente, cuerpo y espíritu. Cada sábado en la tarde, estaban comprometidos con una vida activa en la naturaleza. Ellos ponían a un lado sus rutinas diarias para disfrutar y explorar las maravillas de Dios en la naturaleza.

Esto era también una clave para mejorar la comunicación en la familia. El sábado se convirtió en un vínculo alrededor del cual construyeron su familia. No hay nada como disfrutar tiempo en familia sin perturbaciones y sin distracciones— la antítesis de una vida de multitareas. Alimentar un compromiso de estar todos juntos como familia, verdaderamente convertirse en amigos y aprender a disfrutar uno del otro de la manera que Dios nos creó es central para un amor de familia a largo plazo.

• **Comience su día con Dios** – Carl pasa tiempo en las mañanas meditando y orando en su jardín. Esto lo llena de energía–renueva su espíritu, ejercita su mente, activa su cuerpo...todas esenciales para vivir más y para vivir bien.

• **Coma saludable** – Ahora, en sus noventa y pico de años, Carl cree que él nunca hubiera llegado a esa edad de no haber sido por los ocho principios de salud. Su padre y su hermana tenían hiperlipidemia combinada familiar tipo IV, y ambos fallecieron prematuramente de enfermedades cardíacas relacionadas con el colesterol. Por esta razón, Carl siguió una dieta baja en colesterol, baja en grasas y visitó regularmente a su doctor para exámenes médicos.

• **Viva sin preocuparse** – Carl duerme bien porque su lema es: "Una mente sana en un cuerpo sano". Él enfatiza su vida espiritual. Él cree en Dios y tiene paz con Él. Carl tiene una vida activa de oración. Él se enfrenta a los desafíos de la vida con la seguridad de que Dios está a cargo. Él no se preocupa por el futuro; de hecho, él espera con ansias ir al cielo.

• **Manténgase activo tras el retiro** – Carl y Anna definitivamente no son personas sedentarias. Tienen pasatiempos; hacen ejercicio. Se mantienen informados de los eventos actuales, tanto a nivel nacional como internacional. Se mantienen en contacto con sus profesiones, asisten a reuniones, se subscriben a los periódicos, discuten el progreso en el área de sus profesiones con sus colegas. Ellos también comparten los quehaceres como las tareas domésticas, las compras y la cocina. La palabra "retiro" parece haber sido eliminada de su vocabulario.

• **Dé prioridad al servicio a los demás** – Carl y Anna lanzaron su práctica de medicina en el campo misionero como un compromiso para ayudar a otros en lugar de la opción más lucrativa de abrir la práctica cerca de su hogar. Esto estructuró la experiencia de toda su familia ya que hizo que se establecieran en el servicio a los demás.

LA SEGUNDA GENERACIÓN

Visité el hogar de Lars y Julie Houmann dos días después de que ellos recibieron la condecoración conocida como *Physicians Pinnacle of Health* de la Evaluación de Salud de Celebration (CHA, por sus siglas en inglés). Los médicos del CHA otorgan esta condecoración a aquellos individuos que obtienen un puntaje igual o superior al percentil 80 en las medidas cruciales de salud con respecto de su edad y su género. Esto equivale a alcanzar un nivel de genio en un examen de coeficiente intelectual. Es la primera vez en la historia del CHA en que ambos cónyuges han alcanzado esta condecoración. Ellos viven al "Nivel de Genio del 100 Saludable". ¡Esta condecoración es simplemente otro gran logro en el recorrido de Lars y Julie hacia un 100 Saludable!

Ni bien me senté con ellos en la cocina, pregunté, "¿Cuáles son sus secretos de buena salud, y cuáles son las claves para poder pasar estos secretos a la próxima generación?" A continuación hay un resumen de sus secretos:

• **Haga que la salud sea divertida** – Esfuércese en vivir una vida activa en vez de una vida pasiva. Intente cosas nuevas que hagan que el estar activo sea divertido, como dar caminatas largas, andar en canoa, nadar, correr, navegar, etc. Cultive un amor por la naturaleza y aprenda a crear su propia manera de divertirse al aire libre en vez de tener que ser entretenido por alguien o por algo.

Lars y Julie aprendieron a apreciar con una serena reverencia lo maravilloso de disfrutar de una vista de montañas o del resplandor de las estrellas en una noche clara sin ser opacadas por las luces de la ciudad. Pero, ante todo, ellos se afanaron por hacer que la salud fuera divertida mientras que también hicieron que fuera algo en lo cual se enfocaban regularmente. La familia Houmann ha aprendido que la disciplina sin alegría es algo penoso que raramente se transfiere a la siguiente generación.

• **Coman Juntos** – Julie y Lars se comprometieron a lograr que la familia comiera junta al menos una vez por día, usualmente a la cena. Fue una lucha poder manejar los horarios, pero lo lograron. Apagaron la televisión, silenciaron los celulares, y disfrutaron de un tiempo sin tecnología enfocado en la familia.

• **El poder de la nutrición** – La familia Houmann cree que una nutrición saludable comienza comprometiéndose con la mejor dieta en el hogar. Lars apodó a Julie "la reina de los frijoles" por concentrarse en una dieta a base de plantas. Julie señala que la comida representa el amor de la persona que la preparó, y que las comidas deberían ser una celebración de nuestro compromiso. Comer correctamente y comer juntos son sellos característicos de la salud.

• **Haga una reforma y vuelva a comprometerse** – Lars y Julie indicaron que durante los primeros años de su familia, cuando los niños eran pequeños y ambos padres trabajaban, dejaron que sus hábitos de salud se desviaran. Pero a finales de sus treinta, renovaron su compromiso de practicar los ocho secretos. Lars fue nombrado el CEO del *Celebration Health*, el sector del Florida Hospital que había sido fundado y originado por estos ocho secretos, y decidió que él necesitaba modelar estos principios en su propia vida. Por primera vez en su vida, incorporó el ejercicio a sus actividades diarias. El padre de Julie había tenido un ataque cardíaco a una temprana edad; por lo tanto, ella sabía que las buenas prácticas de salud serían la clave para la prevención. Así que ella también comenzó una rutina regular de ejercicio físico. Sin importar su historial de salud, hoy usted puede decidir que hará mejores y más consistentes elecciones mañana.

• **Adopte una misión de familia** – Etiopía, la tierra que vio a Lars nacer, se ha vuelto parte de la misión que comparte la familia y une a las tres generaciones—todas estas tres generaciones dedican sus vidas en llevar el cuidado médico y la instrucción a este país necesitado. Unos pocos años atrás, Lars se vio atraído a ir al lugar donde su padre practicó la medicina. Él tomó el compromiso de ayudar a establecer una comunidad de aprendizaje localizada en las afueras de la capital, Addis Ababa, y de abrir una clínica médica en esta comunidad. Lars le dio vida al plan de estudio al traducir los principios de Salud CREACIÓN al idioma local. Estos principios se han convertido en la fundación del plan de estudio de salud de la escuela.

> Una palabra nos libra de todo el peso y el dolor en la vida. Esa palabra es amor.
>
> — Sófocles

LA TERCERA GENERACIÓN

Cameron, hijo de Lars y nieto de Carl, es un estudiante de ingeniería civil de veinte y pico de años de la Universidad de Walla Walla en el estado de Washington. A medida que hablamos, escucho atentamente para ver si él tiene el compromiso de vivir los ocho principios. Quiero saber si él piensa que estos principios son relevantes para su generación o si considera que son anticuados. El primer indicio llega cuando le pregunto a Cameron cuál considera que sea la clave para una vida larga y saludable. Su respuesta inmediata, "Debe tener un sentido de propósito y un llamado que le dé la pasión de vivir una vida al máximo". Él sí lo tiene—el ADN del 100 Saludable no viene incorporado en la genética de nuestros hijos o integrado en la filosofía, está encarnado en la pasión de vivir que dirige la búsqueda de una salud óptima.

La visión de salud ha pasado a lo largo de tres generaciones en la familia Houmann. Me sorprende el hecho de que haya ganado las mentes de los hombres, porque generalmente los hombres van detrás de las mujeres en su compromiso con una vida saludable. Esto se evidencia en la ventaja de cinco años que existe en la expectativa de vida de las mujeres con respecto a la de los hombres. En este momento, no hay manera de saber si Lars y Cameron alcanzarán el gran logro de Carl con respecto a la longevidad. Sin embargo, puedo decirle que ellos viven cada década de una manera saludable (los 50 y los 20), y ese es el objetivo. También quisiera recordarle que la base de un 100 Saludable es una pasión y un propósito de vivir la "vida al máximo", y esto irradia tanto en la manera de hablar como en el estilo de vida del hijo y del nieto. No tenemos todo el control del número de años que viviremos, pero sí podemos controlar la intensidad con la cual vivimos esos años.

> Los ingredientes de la salud y una larga vida son una gran temperancia, aire libre, trabajo fácil y pocas preocupaciones.
>
> *— Sir Philip Sidney*

El futuro de Cameron en cuanto a su salud es brillante, ya que él nació en una familia que valora la salud, la estudia, la enseña y la practica día a día. Él tiene un legado de hábitos de salud que le darán vida para hoy y la mejor oportunidad para mañana alcanzar la longevidad. Al hablar con Cameron, obtuve las prácticas saludables de la familia que más impactaron su vida.

- **Entorno** – "Estaba rodeado de salud", expresó Cameron. "Mis padres y mis abuelos eligieron carreras relacionadas a la salud, pero aún más importante, estaban comprometidos a enseñar la salud a otros. Y ellos mismos vivían un estilo de vida saludable. Mi madre estableció las normas en cuanto a la dieta y mi padre estableció el ritmo en cuanto a la actividad en la naturaleza."

- **Actividad** – Cameron recuerda que su familia estaba muy involucrada en los deportes personalmente y también seguían los deportes a varios niveles. Su padre es un ávido aficionado del béisbol, y ellos a menudo iban a juegos juntos. Cameron disfrutaba de los deportes de equipo como el béisbol y el baloncesto, pero también le encantaban los deportes individuales como el ciclismo y el excursionismo, como así también actividades de grupo con su familia. Jugar juntos como familia mantuvo la salud divertida y los unió.

- **Elección** – En la familia de Cameron nunca se acostumbraron a andar sentados sin nada que hacer. A él y a sus hermanos los incitaron a hacer cosas que mejorasen sus vidas y les inculcaran la disciplina. Un ejemplo es la música. Para sobresalir en la música usted debe tener disciplina. Tiene que enfocarse en la teoría, en la práctica y en la ejecución. Cameron, su hermano Peter y su hermana Kirsten tenían clases de música. Los amigos que tuvieron por medio de la música tenían que practicar estas disciplinas también. Todos los niños se beneficiaron al tener un grupo de amigos que estaban comprometidos a la excelencia en la música. La música también era para Cameron un escape positivo cuando él se frustraba con la vida. Una sesión de práctica generalmente lo liberaba de esa frustración, le daba gratificación y le devolvía el buen ánimo.

• **Objetividad** – Lo que brinda el mayor grado de satisfacción a Cameron es dar a otros, en general, y a los niños de Etiopía, en particular. Esto es algo que él espera pasar a las generaciones futuras. "Si los niños aprenden a encontrar la felicidad en términos de recibir, querrán más", él afirmó, "pero si aprenden a encontrar la felicidad en términos de dar, ellos querrán dar más. La verdad es que dar conlleva a la satisfacción y recibir conlleva sólo al consumismo. Cada una de las veces que usted les da a otros, esto produce un grato sentido de logro. Volví a mi hogar determinado a estimular a otros a dar, y parte de esto fue uniéndome a una asociación ya establecida de Ingenieros sin Fronteras (un grupo profesional que provee asistencia en temas ecológicos y culturales para tratar las necesidades específicas en diferentes países en desarrollo alrededor del mundo). Mi objetivo es lograr que más de mis colegas se involucren en esta actividad de dar en lugar de recibir, y en el proceso podemos ayudar a muchas personas menos afortunadas a que tengan una vida mejor".

PASE EL LEGADO

Como aprendimos al comienzo de este capítulo, el legado de longevidad de Okinawa no es universal ni seguro. Los principios de salud—ciertamente, los principios de vida—pueden y deben ser pasados de generación a generación, como lo demuestra la familia Houmann. Ahora usted puede verse tentado a pensar que esta familia (o su situación) tiene algo sumamente único y que usted nunca podría hacer lo mismo con su familia o en *su* situación. Pero la familia Houmann respondería, "Cualquiera que realmente quiera puede adoptar y practicar estos principios en su propia vida o familia. No es fácil, pero es simple".

Uno de los mayores llamados y oportunidades que tenemos como seres humanos es pasar lo que hemos aprendido acerca de la vida—incluyendo la salud y la fe—a nuestros hijos. La esperanza de un futuro saludable se basa en la salud de nuestras familias. Los niños con obesidad pueden ser sustituidos por niños con oportunidad. ¡Por qué no aprovechar esta oportunidad de planear su Hogar de un 100 Saludable!

Puede ser que el legado financiero que usted o yo podamos pasar a nuestros hijos sea diferente en gran medida del legado de Bill Gates u otros billonarios, pero podemos dejar un legado rico de salud. Y éste es el mayor legado que usted puede dejar para la siguiente generación. Puede que usted no sea un miembro de la *Fortune 500* (clasificación de la revista Fortune de las 500 compañías principales estadounidenses), pero puede ser un miembro de un 100 Saludable.

> La mayor riqueza es la salud.
> — *Virgil*

UN 100 SALUDABLE

13

¿QUE LO INSPIRA A VIVIR?

¿Cómo planea vivir una vida plena por el mayor tiempo posible?

QUISIERA TERMINAR ESTE LIBRO CON UNA nota personal. He entrado a la etapa de abuelo. Al mismo que escribo, mi esposa Mary Lou vuela de regreso desde Seattle con nuestros nietos, Kelsey y DJ. No veo la hora de que lleguen para poder emprender una semana creando historia familiar. Kelsey y DJ son nuestro legado viviente, y quiero inspirarlos a vivir la "vida al máximo": — quiero que vivan la Salud CREACIÓN.

DADME LAS MONTAÑAS

Mi primer paso en inspirándolos fue elegir un texto bíblico relacionado a envejecer. Proviene de una historia en las Escrituras acerca de un hombre llamado Caleb. Caleb era un patriarca de los Israelitas que dejaron la esclavitud de Egipto para viajar a la Tierra Prometida de Canaan. Luego de ayudar a conquistar la Tierra Prometida, llegó la hora de que Caleb eligiera dónde él y su familia se iban a establecer. Caleb, de ochenta y cinco años de edad, y su amigo Josué eran ancianos altamente respetados de Israel. Lo mejor de la tierra yacía ante sus ojos. Pero, en vez de elegir una tierra segura y próspera en un territorio ya conquistado, Caleb pidió la región montañosa sin conquistar, habitada por gigantes que vivían en ciudades fortificadas. Para poder reclamar esta tierra, él tendría que ir allí y pelear por ella.

Pero Caleb dijo, "¡Tomaré las montañas ...y con la ayuda del Señor expulsaré de ese territorio los gigantes, tal como él ha prometido" (Ver Josué 14).

> Usa tu imaginación no para morirte de miedo, sino para inspirarte a ti mismo a vivir.
>
> — *Adele Brookman*

Él eligió las montañas porque era el lugar donde el desafío era mayor – la fortaleza de los gigantes. Caleb sabía que la tierra de mayores desafíos era la tierra de mayores oportunidades. Él creía que era tan fuerte a los ochenta y cinco como lo había sido a los cuarenta y cinco. ¡Qué manera de abordar la vida!

Aquel es el espíritu que quiero tipificar en mi enfoque con respecto al envejecimiento. Quiero fijar mis ojos en las montañas y en los desafíos de la vida y no en los valles. Quiero que la vejez me refine y no que me defina. Así como Caleb, yo también quiero decir, "¡Dadme las montañas!"

En su libro *Las zonas azules*, Dan Buettner descubrió que las Estrellas de la Longevidad ni siquiera tienen una palabra para retiro. En vez, se enfocan en el *propósito*. Es por esa razón que este libro se enfoca en alcanzar la salud en el cuerpo, la mente y el espíritu. No es suficiente esforzarse sólo para alcanzar la salud física. Encontrar y cumplir el propósito de su vida es esencial porque le trae a sus años significado y valor.

De hecho, la búsqueda de propósito es la razón principal por la cual usted sostiene este libro ahora. Yo creo que es parte del propósito de mi vida compartir estos principios de salud con usted. Así que lo hago hablando, enseñando y escribiendo. También busco aplicar estos principios a mi propia vida. Mary Lou y yo nos estamos imaginando un 100 Saludable. Esto no es una fantasía sino un profundo deseo y una radiante esperanza. Naturalmente, esto no garantiza que vamos a lograr llegar a los cien, pero sí significa que estamos enfocados en vivir cada día con todo nuestro cuerpo, mente y espíritu— ¡llenos de vida! Lo invitamos a unirse a nosotros y esperamos que lo haga.

¿QUÉ LO INSPIRA A VIVIR?

Si hoy pudiera sentarme y charlar con usted, le pediría que me contara qué es lo que lo inspira a vivir "la vida al máximo". Miraría fotos de su familia y escucharía sus historias de vida y amor. Escucharía su corazón mientras me describe aquellos momentos en los cuales usted construyó recuerdos. Escucharía su sabiduría con respecto al significado de la vida, sus esperanzas para el futuro y compartiríamos risas a causa del humor de la vida. En resumen, estaríamos celebrando la alegría de vivir.

Luego de escuchar su historia, le haría una pregunta: ¿Cómo planea vivir lo mejor posible por el mayor tiempo posible?

Luego escucharía sus sueños en cuanto a la salud. Tomaría mi bloc de notas y juntos desarrollaríamos su plan para vivir la Salud CREACIÓN. Como parte del plan, le diría que lo principal en la vida no es llegar a los cien años—sino que se trata de alcanzar nuevas fronteras de amor y significado que hagan que usted quiera llegar a los cien años.

Una vez terminado su plan, le ofrecería orar por usted. Mi oración sería simple: *¡Oro para que usted viva lo más posible en la tierra y para siempre en el cielo!*

Y ahora, si me disculpa, están por llegar mis nietos, y tengo que ir a preparar algunas cosas para su llegada. La vamos a pasar espectacular.

Con un gran aprecio por un 100 Saludable,
— Des

AGRADECIMIENTOS

E STE LIBRO SE BASA EN LA PREMISA DE QUE EL modelo para la salud está integrado en la historia de la Creación encontrada en la Biblia. Al aplicar estos ocho principios que Dios forjó en el Jardín del Edén podemos experimentar una "vitalidad óptima". Mi esposa, Mary Lou, me ha ayudado a actualizar estos principios en mi vida y a demostrar cómo pueden ser incorporados en un modelo de cuidado para el Centro de Mujeres en el *Celebration Health*.

Mi más sincero agradecimiento se lo debo a Monica Reed, Doctora en Medicina, quién implementó estos principios como la primera directora médica del Centro de Mujeres en el *Celebration Health* y continúa promoviéndolos ahora como CEO del Celebration Health. Su perspectiva y conocimiento han sido invaluables para este libro.

Mi trabajo en el Florida Hospital ha sido una de las experiencias más gratificantes de mi vida. Quisiera agradecer a Tom Werner y Don Jernigan, Doctores en Filosofía, por su constante apoyo y motivación. Sin su liderazgo visionario, el Celebration Health y la Salud CREACIÓN no serían lo que son hoy en día.

Lars Houmann y Brian Paradis han tenido un gran impacto en mi vida y me han ayudado a darle forma a muchas de las ideas en este libro. Trabajamos juntos por más de tres años para implementar estos principios en el Celebration Health.

Estoy en deuda con el equipo que me ayudó a crear la visión de los principios de Salud CREACIÓN. Doy mi más sincero agradecimiento a Ted Hamilton, Doctor en Medicina, que escribió la declaración filosófica original; al Dr. Dick Tibbits, quién entrenó a los profesionales de salud para implementarlo; y a Kevin Edgerton, quién desarrolló los materiales de comunicación para divulgarlo.

También quiero agradecer al equipo de publicaciones que trabajó tan arduamente para darle vida a este libro: Todd Chobotar, el Dr. David Biebel, Lillian Boyd, Stephanie Lind y Laurel Prizigley.

Mi agradecimiento también se extiende a muchos otros quienes proporcionaron opiniones de gran valor a medida que este libro fue tomando forma, incluyendo a: Eli Kim, Doctor en Medicina, George Guthrie, Doctor en Medicina, Sy Saliba, Doctor en Filosofía, Robyn Edgerton y Loretta Bacchiocchi, Enfermera Certificada.

ACERCA DE LOS AUTORES

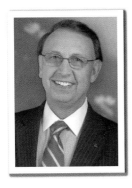

DES CUMMINGS JR., Doctor en Filosofía, ocupa el cargo de Presidente del Florida Hospital Foundation y Vicepresidente Ejecutivo del Florida Hospital, el hospital de admisión más grande en los Estados Unidos. El Dr. Cummings tiene un Doctorado en Liderazgo y Administración con énfasis en proyección estadística. El Dr. Cummings también posee una Maestría en Divinidad y es un ministro ordenado.

Motivado por su visión de ayudar a las personas a llegar a un 100 Saludable, el Dr. Cummings aportó su liderazgo en el desarrollo de Celebration Health, un hospital de exhibición en la ciudad Celebration de Disney, Florida. Este lugar ha atraído atención nacional e internacional como un modelo de salud y sanación para el siglo veintiuno.

El Dr. Cummings está comprometido con el concepto de capacitar a los pacientes para que tomen el control de su salud y de distribuir el conocimiento médico en la comunidad. El Dr. Cummings es el autor o coautor de cuatro libros incluyendo *Creation Health Discovery* (un millón de copias impresas). Él da conferencias nacionales e internacionales acerca del futuro del cuidado de la salud, especializándose en estrategias para el cuidado integral de la persona, comunidades saludables y el hospital del futuro. Su convicción es que debemos recrear una nueva visión del cuidado de la salud en los Estados Unidos para el siglo veintiuno que sea viable económicamente y que mejore la calidad de vida de todos los estadounidenses. Esta tarea es un llamado a las mentes más brillantes en el cuidado de la salud estadounidense.

En el hogar de los Cummings, la salud y la sanación son una cuestión de familia. Mary Lou, la esposa del Dr. Cummings, es una enfermera y educadora de la salud quién aportó su liderazgo en el desarrollo del Programa del Distrito de Enfermeras del Florida

Hospital y en el Centro de Mujeres en el Celebration Health. Ella también ha sido una gran contribuidora de la visión de un 100 Saludable. La familia Cummings vive en la ciudad de Celebration en Florida. Tienen dos hijos adultos, Tracey y Derek, un yerno y una nuera maravillosos, Denis y Nalani, y dos nietos asombrosos, Kelsey y DJ. Para mayor información visite DesCummings.com.

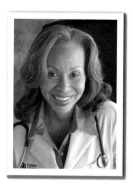

MONICA REED, Doctora en Medicina, ocupa el cargo de directora ejecutiva de Celebration Health del Florida Hospital— una institución reconocida por el periódico financiero Wall Street Journal como el "Hospital del Futuro". Como doctora, oradora, autora, reportera de noticias médicas y administradora del hospital, la Dra. Reed ha dedicado su carrera profesional a promover la salud, la sanación y el bienestar.

La Dra. Reed ha ocupado otros puestos importantes en el Florida Hospital durante su carrera, incluyendo: gerente médica— supervisando la relación entre el hospital y sus dos mil médicos; directora médica del Centro de Medicina para Mujeres del Celebration Health; directora asociada del Programa de Residencia de Medicina Familiar.

La Dra. Reed es la autora o coautora de siete libros. Ha ocupado el puesto de reportera de noticias médicas en Orlando, Florida, y en Huntsville, Alabama. En el año 2008, la Dra. Reed fue nombrada una de las 25 Ejecutivas de las Minorías Sobresalientes del Cuidado de la Salud Moderna.

La Dra. Reed está casada con Stanton Reed y tienen dos hijas, Melanie y Megan. Para mayor información visite CREATIONHealthBreakthrough.com.

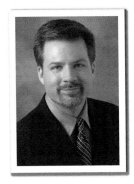 TODD CHOBOTAR ocupa el cargo de fundador, editor y editor en jefe del programa de publicaciones del Florida Hospital. En su trabajo, se enfoca en crear libros para el consumidor, monografías personales y otros recursos de salud. Él es el autor o coautor de tres libros y ha sido el editor de docenas de publicaciones. Chobotar tiene dos títulos en Administración de Empresas de la Universidad de Andrews. Él vive en Orlando con su esposa, Jeannine, sus mellizos Joshua y Sarah, y dos gatos, Simon y Schuster. Para mayor información visite ToddChobotar.com.

ACERCA DE LA EDITORIAL

EL SISTEMA DE SALUD ADVENTISTA ES UNA organización de asistencia médica sin fines de lucro que enfatiza a Cristo como el centro del cuidado. Fue fundada en el año 1973 para apoyar y fortalecer las organizaciones de asistencia médica adventistas en las regiones sureñas y suroestes de los Estados Unidos. El sistema de Salud Adventista ha crecido hasta convertirse en el proveedor protestante de asistencia médica sin fines de lucro más grande en la nación.

En la actualidad, el Sistema de Salud Adventista sostiene 43 instalaciones y emplea 55,000 individuos. El Sistema de Salud Adventista comprende 7,700 hospitales más las camas con licencia, proporcionando cuidado médico a 4 millones de pacientes cada año, incluyendo los pacientes internos, ambulatorios y las visitas a la sala de emergencia.

Con el objetivo de satisfacer mejor las necesidades de las comunidades locales a las cuales servimos, los centros del Sistema de Salud Adventista operan independientemente al contratar empleados y al brindar asistencia médica y servicios. Si bien cada entidad trabaja individualmente, permanecen unidas en una misión—*extender el ministerio de sanación de Cristo*. Nuestra misión no sólo depende de nuestro compromiso con los ideales cristianos, sino también con nuestros esfuerzos de proveer un cuidado médico con una extraordinaria compasión.

El Florida Hospital es la Insignia del Sistema de Salud Adventista, es el hospital de admisión más grande de los Estados Unidos y un líder nacional en proveer el cuidado cardíaco. El Florida Hospital, establecido en el año 1908, ahora incluye casi 2,200 camas en 8 edificios. A comienzos de este siglo, el *Wall Street Journal* nombró al Florida Hospital como "El Hospital del Futuro."

Actualmente, el Sistema de Salud Adventista continúa la tradición de un cuidado de salud integral, abarcando la totalidad de la persona, adhiriéndose e implementando el modelo de Salud CREACIÓN. Ésta es la fórmula para vivir una vida saludable y feliz basada en los principios originales encontrados en la historia de la creación de la Biblia:

Capacidad de Elección, Reposo, Entorno (Media ambiente), Actividad, Confianza, Interrelaciones personales, Objetividad en la vida, y Nutrición.

El Sistema de Salud Adventista es sólo una porción del sistema de salud Adventista del Séptimo Día mundial. Para aprender más acerca de nuestros hospitales, centros de rehabilitación, centros para ancianos, centros de enfermería y programas de salud comunitaria, todos operados dentro del marco del mensaje transformador de vidas de la Salud CREACIÓN, por favor visite estos sitios web: CreationHealth.com and Healthy100.com.

NOTAS

1. Deborah Kotz, "10 Health Habits That Will Help You Live to 100." *US News and World Report*: http://health.usnews.com/health-news/family-health/articles/2009/02/20/10-health-habits-that-will-help-you-live-to-100 (Publicado el 20 de febrero de 2009). Ingresado 07/05/11.

2. Fuente: Cystic Fibrosis Foundation. Ver: http://www.cff.org/AboutCF/Faqs. Ingresado 07/05/11.

3. La palabra "Passionaries" fue acuñada por Barbara Metzler alrededor del año 2006. Para ampliar este concepto, ver: www.passionaries.org.

4. D. E. Robinson. *The Story of Our Health Message* (Nashville: Southern Publishing Association, 1965), 146.

5. Howard Markel, Doctor en Medicina, Doctor en Filosofía, "John Harvey Kellog and the Pursuit of Wellness," *Journal of the American Medical Association*, 4 de mayo de 2011.

6. John W. Rowe, Doctor en Medicina, y Robert L. Kahn, Doctor en Filosofía. *Successful Aging*. (Nueva York: Pantheon, 1998), 17, 30. Nota: Este libro presenta los resultados de diez años de una investigación interdisciplinaria acerca de "envejecer de una manera exitosa", con el siguiente énfasis principal de uno de los autores, "Existe evidencia creciente que el índice del envejecimiento físico no es, como alguna vez se creyó, determinado por los genes solamente. Algunos factores del estilo de vida-los cuales pueden ser cambiados-tienen una poderosa influencia también....La razón básica es muy clara: a excepción de raras ocasiones, sólo alrededor del 30 por ciento del envejecimiento físico puede ser atribuido a los genes."

7. Robert Kahn, Doctor en Filosofía, "Research Based Lifestyle: Successful Aging Comes to Life." Ver: htpp://www.mymasterpieceliving.com/?pageID=47&Research-Based-Lifestyle.html. Ingresado 07/05/11.

8. Como está citado en: Goodman, Ted. *The Forbes Book of Business Quotations* (Nueva York: Black Dog & Leventhal Publishers, 2007), 285.

9. Grillo M, Long R, Long D, "Habit reversal training for the itch-scratch cycle associated with pruritic skin conditions." *Dermatology Nursing* 19 (3) junio de 2007: 243-8.

10. Para más información acerca de este concepto recomiendo el libro titulado *The Power of a Positive No*, by William Ury (New York: Bantam, 2007).

11. Janet Rae-Dupree, "Can You Become a Creature of New Habits?" *New York Times* (4 de mayo de 2008).

12. Romanos 12:21, parafraseado por el autor.

13. Tom Rath, *Vital Friends* (Nueva York: Gallup Press, 2008), 23.

14. Proverbios 24:16, parafraseado por el autor.

15. Dan Buettner, *Las Zonas Azules* (Washington: National Geographic, 2008), 244.

16. Carol J. Scott, Doctora en Medicina. *Optimal Stress* (Hoboken, NJ: Wiley, 2009), 40.

17. Jeannine Aversa, "Poll: Americans stressed out by debt," *Associated Press*, posted on MSNBC.com: http://www.msnbc.msn.com/id/37423674/ns/business-personal_finance/t/poll-americans-stressed-out-debt/. Ingresado 07/05/11.

18. "Sleep Habits: More Important Than You Think-Chronic Sleep Deprivation May Harm Health." by Michael J. Breus, PhD (Reviewed by Stuart J. Meyers, MD). See: http://www.webmd.com/sleep-disorders/guide/important-sleep-habits.

19. Sherry Turkle, *Alone Together: Why We Expect More from Technology and Less from Each Other* (Nueva York: Basic Books, 2011), extracto publicado en: http://www.alonetogetherbook.com/.

20. John Ortberg, "Ruthlessly Eliminate Hurry." *LeadershipJournal.net*. Ver: http://www.christianitytoday.com/le/currenttrendscolumns/leadershipweekly/cln20704.html. Ingresado 07/05/11.

21. Dean Ornish, *Love and Survival: 8 Pathways to Intimacy and Health* (Nueva York: Harper, 1999), Contracubierta.

22. Ver Dan Allerton, *Sabbath-The Ancient Practices* (Nashville: Thomas Nelson, 2010).

23. DeVon Franklin, *Produced by Faith* (Nueva York: Howard Books, 2011), 3.

24. Douglas Cown, Psy.D. Director ADHD Biblioteca Médica. Ver: http://newideas.net/adhd/neurology/reticular-activating-system. Accessed 07/08/11.

25. Ibídem.

26. Fuente: United Nations Population Fund, www.unfpa.org/pds/urbanization.htm. Ingresado 07/05/11.

27. *Guía de Estudio de la Salud Creación* (página 72), el cual también lista las fuentes relevantes. Para obtener una copia de la *Guía de Estudio de la Salud Creación*, contacte al Florida Hospital Mission Development al (407) 303-7111, ext. 31, o visite: www.CREATIONhealth.com, y haga clic en "products" (productos).

28. Ver: Ciji Ware, "Declutter Your Life." *AARP The Magazine* (January 2010). Otras Fuentes incluye: http://www.simplifiedinteriors.com/blog/category/clutter-clearing/. Ingresado 07/05/11.

29. Evans G, Bullinger M, et al. "Chronic Noise Exposure and Physiology Response: A Prospective Study of Children Living Under Environmental Stress," *American Psychological Society* (Enero 1998) 9 (1): 75–77.

30. Evans G, Maxwell L. "Chronic noise exposure and reading deficits: The mediating effects of language acquisition" *Environment & Behavior* (September 1997) 29 (5): 638–656.

31. Evans G, Johnson D. "Stress and Open-Office Noise" *Journal of Applied Psychology* (2000) 85 (5): 779–783.

32. Ansel Oliver, "Adventist Burrill, 92, likely sets marathon record," *Adventist News Network*, diciembre 22, 2010.

33. Ibídem.

34. Ibídem.

35. Ibídem.

36. Jeremy Appleton, ND, CNS, "Cut Heart Disease Risk in Half," Notas de Salud. Como se reporta en: http://www.bastyrcenter.org/content/view/1121/. Ingresado 07/05/11.

37. El Dr. John Harvey Kellogg ocupó el cargo de Director Médico para el Western Reform Health Institute— nombrado más tarde El Sanatorio de Battle Creek. Ésta fue la primera institución de asistencia médica y fue usada como modelo para hospitales y centros de salud en el futuro. A pesar de que el Sistema de Salud Adventista (AHS, por sus siglas en inglés) no se organizó formalmente hasta varios años después del Western Reform Health Institute, el Dr. John Harvey Kellogg es reconocido y homenajeado como el director médico fundador de este sistema de salud.

38. J.H. Kellogg, *The Living Temple* (Battle Creek, MI: Good Health Publishing Co., 1903), 374.

39. Un estudio en el año 2001 en la Universidad de Duke en Carolina del Norte descubrió que el ejercicio es un tratamiento más efectivo para la depresión que los antidepresivos, con menos recaídas y con un índice más elevado de recuperación. Un estudio anterior en esta misma Universidad asimismo descubrió que los pacientes que realizaban 30 minutos de ejercicio

enérgico al menos tres veces por semana, tenían una incidencia de recaída significativamente inferior; sólo el 8 por ciento de los pacientes en el grupo que hacía ejercicio volvió a tener depresión, mientras que en el grupo que sólo usaba medicamentos fue del 38 por ciento, y en el grupo en el que había una combinación de ejercicio y medicamentos, el 31 por ciento tuvo una recaída.

40. Citado por Kristina Fiore, "Four Lifestyle Factors Prevent Cancer, Diabetes, and CVD." (10 de agosto de 2009). Ver: http://www.medpagetoday.com/PrimaryCare/DietNutrition/15458. Ingresado 07/05/11.

41. Ver: http://www.cdc.gov/speakers/subtopic/speechTopics.html para una discusión del significado del término relativamente nuevo, "obesogénico." Ingresado 07/05/11.

42. Roger Henderson, Doctor en Medicina, Crítico. "Exercise and heart health." Publicado en: www.netdoctor.co.uk. See: http://www.netdoctor.co.uk/hearthealth/exercise.htm. Ingresado 07/05/11.

43. Paula Span. "Fitness: A Walk to Remember? Study Says Yes." New York Times (8 de febrero de 2011). Ver: http://www.nytimes.com/2011/02/08/health/research/08fitness.html?_r=2, and: http://news.softpedia.com/news/A-Good-Mix-Walking-and-Alzheimer-s-Prevention-169220.shtml.

44. Ron Winslow, "To Double the Odds of Seeing 85: Get a Move On." Wall Street Journal (9 de marzo de 2010).

45. Ver: "Exercise and the Older Adult." ACSM "Current Comment" (Publicado en línea por el American College of Sports Medicine), en: http://www.acsm.org/AM/Template.cfm?Section=Current_Comments1&Template=/CM/ContentDisplay.cfm&ContentID=8636. Ingresado 07/05/11.

46. Monica Reed, Doctora en Medicina, Creation Health Breakthrough: 8 Essentials to Revolutionize your Health Physically, Mentally, and Spiritually (Nueva York: Center Street/Time Warner Book Group Inc., 2007), 111.

47. Ibídem, 113.

48. Ibídem, 115.

49. Jeff Levin, PhD, God, Faith, and Health: Exploring the Spirituality-Healing Connection (John Wiley & Sons, 2001), 3.

50. National Geographic (Noviembre de 2005).

51. Philip Yancey, Where is God When It Hurts? (Grand Rapids: Zondervan, 2002), 183.

52. Linda Hambleton, If Today is All We Have! (Orlando: Florida Hospital Publishing, 2011), 186.

53. Esta historia fue adaptada del libro devocional de la Escuela de Medicina, "Morning Rounds", copyright Loma Linda University, 2008. Usado con permiso. También estoy agradecido a la Universidad de Loma Linda por proporcionarme una foto de alta resolución para incluir en esta historia.

54. Stephen Post, Why Good Things Happen to Good People (Nueva York: Three Rivers Press, 2008), 1.

55. Ibídem, 7.

56. Oman, D., Thoresen, C.E., and McMahon, K. "Volunteerism and Mortality among the Community-Dwelling Elderly." Journal of Health Psychology (1999) 4 (3): 301–316.

57. "A Little Volunteering Can Prolong Your Life, U-M Study Finds." Science Daily, at: http://www.sciencedaily.com/releases/1999/03/990302150350.htm. Ingresado 07/05/11.

58. Como citado por Post, op cit, 2.

59. Tom Rath, Vital Friends (Nueva York: Gallup Press, 2008). Kindle version, location 98/1220.

60. Como citado en Rath, op cit. Kindle version, en172/1220.

61. Blazer, D. "Social Support and mortality in an elderly community population." *American Journal of Epidemiology* (1982) 115 (5): 684–694.

62. Rath, op cit. Kindle version, en 140/1220.

63. Stephanie L. Brown, et al, "Social closeness increases salivary progesterone in humans," *Hormones and Behavior* (Junio de 2009): 108–111.

64. Stephanie Armour, "Friendship and work: A good or bad partnership?" *USA Today* (2 de agosto de 2007). Posted at: http://www.usatoday.com/money/workplace/2007-08-01-work-friends_N.htm.

65. Rath, op cit. Kindle version, en 98/1220.

66. Rath, op cit. Kindle version, en 192/1220.

67. Jerome Groopman, *The Anatomy of Hope* (New York: Random House, 2005), xiv.

68. Davidson, R. J., Kabat-Zinn, J., y otros, "Alterations in brain and immune function produced by mindfulness meditation," *Psychosomatic Medicine* (2003) 65: 564–570.

69. Kaplan M, Hugeut N, et al., "Prevalence and Factors Associated with Thriving in Older Adulthood: A Ten-Year Population-Based Study," *The Journals of Gerontology Series A: Biological Sciences and Medical Sciences* (2008) 63: 1097–1104.

70. Musselman D, Evans D, "The Relationship of Depression to Cardiovascular Disease," *Archives of General Psychiatry* (1988) 55 (7): 580–592.

71. Martin Seligman, *Learned Optimism* (Nueva York: Vintage, 2006), 48.

72. Ibídem, 4–5.

73. Scott Brady, with William Proctor, *Pain Free for Life* (Nueva York: Center Street, 2006), 49.

74. Del sitio web de Gerry Hopman, autor de *The Power of Humor* (1999): http://www.humor-laughter.com/humor-laughter-health-benefits.html. Accessed 07/05/11. "Inner jogging" fue acuñado por Norman Cousins, autor de un clásico acerca del poder sanador del humor y la risa, *Anatomy of an Illness*. Otras citas incluyen: Sally Beare, *50 Secrets of the World's Longest Living People* (Nueva York: Da Capo Press, 2005), 211-212.

75. Ver: Dan Buettner, *The Blue Zones: Lessons for Living Longer From the People Who've Lived the Longest* (Washington: National Geographic, 2008).

76. Dean Ornish, como citado en *Extreme Health: The Nutrition Connection* (Publisher: James A. Guest).

77. Stuart A. Seale, Doctor en Medicina, Teresa Sherard, Doctor en Medicina, Diana Fleming, Doctora en Filosofía, LDN, *The Full Plate Diet: Slim Down, Look Great, Be Healthy!* (Austin, TX: Bard Press, 2009), 10.

78. Walt Larimore, Doctor en Medicina, Sherri Flynt, MPH, RD, LD, Steve Halliday, *SuperSized Kids: How to Rescue Your Child from the Obesity Threat* (Nueva York: Center Street/Time Warner Book Group Inc., 2005), 145.

79. Thomas Jefferson, as quoted in *Food Rules: An Eater's Manual*, by Michael Pollan (New York: Penquin, 2009), 54.

80. Tom LeDuc, "The Adventist Contribution to Global Health," parte de un artículo más extenso titulado "The Adventists and What They Mean to You." en www.WorldLifeExpectancy.com. Ver: http://www.worldlifeexpectancy.com/what-adventists-mean-to-you. Ingresado Julio 15, 2011.

81. Loma Linda University Adventist Health Sciences Center (29 de junio de 2011). "Black members of Adventist church defy health disparities, study shows." *Science Daily*. Ver: http://www.sciencedaily.com-/releases/2011/06/110627183946.htm. Ingresado el 15 de Julio de 2011.

CONDUZCA A SU COMUNIDAD
A UNA VIDA
SALUDABLE

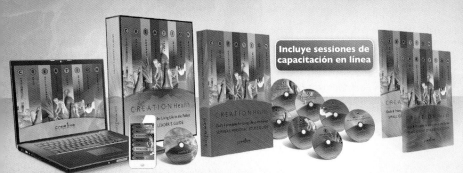

Incluye sessiones de capacitación en línea

Kit de inicio para el líder
Todo lo que un líder necesita para conducir este seminario exitosamente, incluyendo preguntas claves para facilitar la discusión grupal y presentaciones PowerPoint para cada uno de los ocho principios.

Guía para el participante
Una guía de estudio con información esencial de cada una de las ocho lecciones juntamente con bosquejos, autoevaluaciones y preguntas para completar a medida que se avanza.

Kit para el grupo pequeño
Es fácil dirigir un grupo pequeño usando los videos de Salud CREACION, la Guía para el líder de grupos pequeños y la Guía de discusión de grupos pequeños.

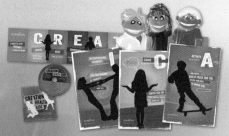

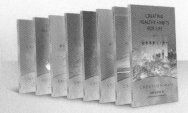

CREATION Kids Kids (Sólo disponible en inglés)
El programa CREATION Health Kids puede hacer una gran diferencia en el hogar, la escuela y la congregación. Conduzca a los niños en su comunidad a vivir vidas más saludables y felices.

Life Guide Series [Serie de Guía para la vida] (Sólo disponible en inglés)
Estas guías incluyen preguntas diseñadas para ayudar a individuos o a grupos pequeños a estudiar a profundidad cada principio y a aprender estrategias para integrarlos en la vida cotidiana.

GUIAS Y EVALUACIONES

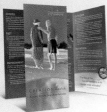

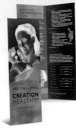

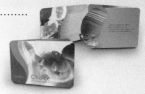

Guías de embarazo

Expertos consejos de cómo tener una salud CREACIÓN mientras está gestando.

Guía par a las personas de la tercera edad

Comparta los principios de la Salud CREACIÓN con las personas de la tercera edad y ayúdelos a tener una vida más saludable y más feliz, viviendo la vida al máximo.

Autoevaluación

Esta herramienta aumenta la concientización del grado de Salud CREACIÓN que una persona tiene en cada una de las ocho áreas principales de la salud.

Guía de bolsillo

Una herramienta para mantener a las personas comprometidas a vivir diariamente todos los principios de Salud CREACIÓN.

Bolso de mano

Una manera conveniente de llevar sus materiales de Salud CREACIÓN a clases.

Practique la buena nutrición y manténgase hidratado con la botella de agua de Salud CREACIÓN.

MATERIALES DE MARKETING

Postales, posters, artículos de papelería y más Usted puede de una manera efectiva hacer publicidad y generar entusiasmo en la comunidad con respecto a su seminario de Salud CREACIÓN con una amplia variedad de materiales de marketing disponibles, tales como atrayentes postales, volantes, posters y más.

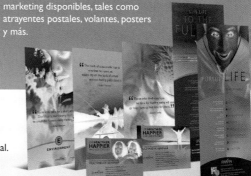

Historias de la Biblia

Dios se interesa en nuestro bienestar físico, mental y espiritual. En la Biblia podrás descubrir los ocho principios para una vida plena.

LIBROS DE SALUD CREACIÓN

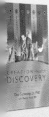

Descubriendo los principios de la Salud CREACION

Escrito por Des Cummings, Jr., PhD y Monica Reed, Doctora en Medicina, esta maravillosa guía de recursos presenta a las personas la filosofía y el estilo de vida de la Salud CREACIÓN.

Devocional de salud CREACIÓN

En este devocional descubrirás historias acerca de la gracia de Dios en tiempos difíciles, el deleite de Dios en tiempos triunfantes y la presencia de Dios en tiempos de paz.

Inglés: Tapa dura
Español: Tapa rústica

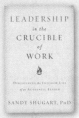

Leadership in the Crucible of Work (Tapa dura, sólo disponible en inglés)

¿Cuál es el trabajo más importante de un líder? (La respuesta le podría sorprender.) En Leadership in the Crucible of Work (Liderazgo en el crisol del trabajo), la oradora notable, poetisa, y rectora de universidad la Dra. Sandy Shugart conduce a sus lectores en un viaje inolvidable al corazón de lo que significa llegar a ser un líder auténtico.

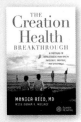

CREATION Health Breakthrough (Tapa dura, sólo disponible en inglés)

Combinando la ciencia y las recomendaciones del estilo de vida, Mónica Reed, Doctora en Medicina, prescribe ocho elementos esenciales que le ayudaran a revertir hábitos perjudiciales para la salud y a prevenir enfermedades. Descubra como las elecciones deliberadas, el descanso, el ambiente, la actividad, la confianza, las relaciones, la perspectiva y la nutrición pueden encaminar a una persona a alcanzar una buena salud. Cuenta también con una terapia de tres días para el rejuvenecimiento total del cuerpo y un plan de cuatro fases para transformar su vida.

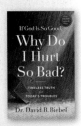

If God Is So Good, Why Do I Hurt So Bad? [Si Dios es tan bueno, ¿por qué duelo tanto?] (Tapa dura, sólo disponible en inglés)

En este libro poderoso, el Dr. David Biebel abandona los muy conocidos temas y en cambio ofrece la pura verdad acerca del dolor que sentimos durante la enfermedad, la muerte de un ser querido, el divorcio, la ruina financiera y mucho más. Con una perspectiva profunda y compasiva, el Dr. Biebel le hace saber que Dios está a su lado y que su tolerancia al dolor es un indicador de su capacidad de ser feliz.

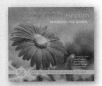

CREATION Health Devotional for Women (Sólo disponible en inglés)

Escrito por mujeres para las mujeres, el CREATION Health Devotional for Women [Devocional Salud CREACIÓN para mujeres] se basa en los principios de buena salud que abarca a toda la persona, representados en la Salud CREACION. Los mensajes comprendidos en cada uno de los excepcionales capítulos de este devocional reconfortarán su espíritu y rejuvenecerán su vida. Este libro es ideal para los grupos de oración de mujeres, para regalar o simplemente para comprarlo para edificación personal y para recibir aliento.

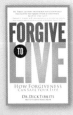

Perdona para vivir (Inglés, tapa dura, español, tapa blanda)

En Perdona para vivir, el Dr. Tibbits presenta los pasos comprobados científicamente hacia el perdón — tomados del primer estudio clínico en su clase conducido por la Universidad de Stanford y el Florida Hospital.

Forgive to Live Workbook (Sólo disponible en inglés, tapa blanda)

Esta guía interactiva le mostrará cómo perdonar – con entendimiento, paso a paso – mediante un plan factible que puede reducir su ira efectivamente, mejorar su salud y ponerle en control de su vida otra vez, sin importa cuán profundamente son sus heridas.

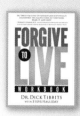

Forgive To Live Devotional (Sólo disponible en inglés, tapa dura)

En su nuevo y poderoso devocional, el Dr. Dick Tibbits revela el secreto del perdón. Este devocional compasivo ofrece un pantallazo conmovedor del verdadero significado del perdón. Cada una de las 56 reflexiones espirituales incluye motivadores pasajes de la escritura, una oración inspiradora y dos preguntas para reflexionar. Las reflexiones han sido diseñadas con el objetivo de alentar su recorrido a medida que comienza a perdonar para vivir.

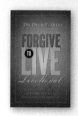

Forgive To Live God's Way (Sólo disponible en inglés, tapa blanda)

El perdón es tan importante que nuestras propias vidas dependen de ello. Las iglesias nos enseñan que deberíamos perdonar, pero ¿cómo aprendemos realmente a perdonar? En este cuaderno de trabajo espiritual, su autor, el Dr. Tibbits, psicólogo y ministro ordenado, lo llevará paso a paso por este curso de perdón de ocho semanas que es fácil de entender y de poner en práctica.

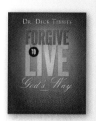

Forgive To Live Leader's Guide (Sólo disponible en inglés)

Esta guía es perfecta para su comunidad, iglesia, grupo pequeño u otros ambientes.

La guía para el líder de Perdona para vivir incluye:

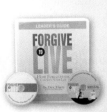

- 8 semanas de presentaciones PowerPoint previamente diseñadas.
- Materiales de marketing personalizados y profesionalmente diseñados y materiales para el grupo en CD-ROM.
- Entrenamiento directo del Dr. Dick Tibbits, autor de Perdona para vivir en 6 discos compactos de audio.
- DVD para cobertura de los medios de comunicación
- CD-ROM con todos los archivos en formato electrónico para que pueda imprimirlos en su hogar o en lugares profesionales
- Una copia del primer estudio en su clase conducido por la Universidad de Stanford y el Florida Hospital en el que se muestra una relación entre una disminución en la presión sanguínea y el perdón.
- ¡Y mucho más!

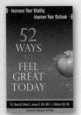

52 Ways to Feel Great Today (Sólo disponible en inglés, tapa blanda)

¿Le gustaría sentirse sensacional hoy? Hacer un cambio de perspectiva e inyectar energía en su día a menudo comienza con pasos pequeños. En 52 Ways to Feel Great Today, usted descubrirá cosas sencillas, económicas y divertidas que usted puede hacer para cambiar como se siente hoy, y cada día.

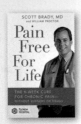

Pain Free For Life (Tapa dura, sólo disponible en inglés)

En el libro Libérese del dolor de por vida, el Doctor Scott C. Brady, fundador del Instituto de Salud Brady ubicado en el Florida Hospital, comparte por primera vez con el público en general su dramática y exitosa solución para el dolor crónico de espalda, la fibromialgia, las jaquecas crónicas, el síndrome del colon irritable y otras dolencias "imposibles de curar." El Dr. Brady conduce a aquellos lectores que sufren dolores atroces a una vida sin dolor usando poderosas estrategias del cuerpo, la mente y el espíritu empleadas en el Instituto Brady – donde más del 80 por ciento de sus pacientes con dolores crónicos han alcanzado un alivio del dolor del 80 al 100 por ciento en el término de semanas

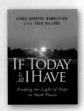

If Today Is All I Have (Tapa blanda, sólo disponible en inglés)

Relatada desde el fondo de su corazón, la historia de Linda relata su lucha de reconciliar sus tres sueños de experimentar la vida como una "mujer normal" con las duras realidades de su condición médica. Su recorrido es puntualizado con reflexiones que son a veces graciosas, dolorosas y provocativas, enfatizando los aspectos positivos de la vida.

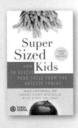

SuperSized Kids (Tapa dura, sólo disponible en inglés)

En el libro Niños extra grandes, Walt Larimore, Doctor en Medicina, y Sherri Flynt, MPH, RD, LD, muestran cómo el aumento epidémico de la obesidad infantil está destruyendo las vidas de los niños, reduciendo drásticamente los recursos familiares, e impulsando de una manera alarmante a los Estados Unidos de América hacia un colapso total en la asistencia médica - mientras que también explica, paso por paso, cómo los padres pueden trabajar para evitar la crisis venidera al tomar el control de los desafíos con respecto al peso que cada uno de los miembros de la familia enfrenta

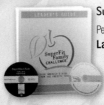

Superfit Family Challenge – Leader's Guide (sólo disponible en inglés)

Perfecto para su comunidad, iglesia, grupo pequeño u otros ambientes.
La guía para el líder del Desafío familiar de óptimo estado incluye:

- 8 semanas de presentaciones PowerPoint previamente diseñadas.
- Materiales de marketing profesional diseñados y materiales para el grupo, desde correos
- publicitarios a guías de lectura.
- Entrenamiento directo de la autora Sherri Flynt, MPH, RD, LD, en 6 discos compactos de audio.
- Cobertura de medios de comunicación y preguntas frecuentes en DVD

VIVA SU VIDA
AL MÁXIMO

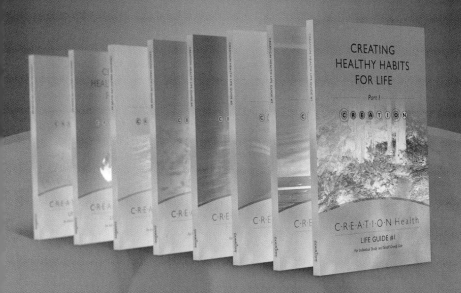

Salud C·R·E·A·C·I·Ó·N

Serie de guías para la vida

8 Guías. 8 Principios. Un mensaje poderoso. Lleno de información acerca de cómo vivir la vida en plenitud. Para estudio personal y grupos pequeños.

Ideal para el uso en las iglesias, escuelas, universidades y negocios cristianos.

Únase al movimiento de las iglesias de un 100 Saludable

¿QUÉ ES UNA IGLESIA DE UN 100 SALUDABLE?

La meta del movimiento de un 100 saludable es sencilla: inspirar a individuos, familias y comunidades a llenar sus días con el poder, pasión y propósito de Dios, capacitándolos para tener largas y vibrantes vidas.

El Ministerio de las iglesia de un 100 Saludable inspira, informa y capacita a las iglesias, pastores, enfermeras comunitarias de diferentes religiones, ministros de salud y a líderes laicos para transformar a las personas mediante principios integrales de salud y curación. Nuestra visión para las iglesias de un 100 saludable es de asociarnos con usted y proveerle una plataforma de salud y curación llena de increíble inspiración y recursos prácticos para su implementación. Este ministerio de salud para alcanzar y mejorar las vidas de las personas puede ayudar a su iglesia a establecer un lugar donde el pueblo de Dios pueda vivir una vida abundante llena de salud física, mental y espiritual. Después de todo, Jesús dijo: "…Yo he venido para que tengan vida, y la tengan en abundancia" (Juan 10:10 NVI).

JUNTOS PODEMOS:

Inspirar al clero - Se le proveerá a los pastores líderes oportunidades para aprender cómo un ministerio de salud podría motivar a sus feligreses, revitalizar a las familias y vigorizar a toda la iglesia. Incluso esto podría inspirar el compromiso de mejorar su salud y bienestar a través del programa "Rejuvenate" (Rejuvenecer).

Equipar equipos - Proveemos capacitación y herramientas para el ministerio de salud que enseñan a los líderes laicos a iniciar y desarrollar un vibrante ministerio de salud en sus iglesias. La capacitación no solamente establece las conexiones entre la fe y la salud, sino que además ofrece instrucciones para mantenerlo funcionando en las congregaciones.

Energizar a las congregaciones - ¿Desea energizar la visión y misión de su iglesia? ¿Por qué no comenzar energizando a las personas? Capacite a cada individuo de su congregación para vivir la vida al máximo en cuerpo, mente y espíritu. Al iniciar un ministerio de salud en la iglesia, usted puede estimular a las personas a que estén en óptimo estado para servir a Dios y para servir a otros.

Conviértase en una iglesia de un 100 Saludable
visitando **Healthy100Churches.org**

FLORIDA HOSPITAL
Healthy100Churches.org

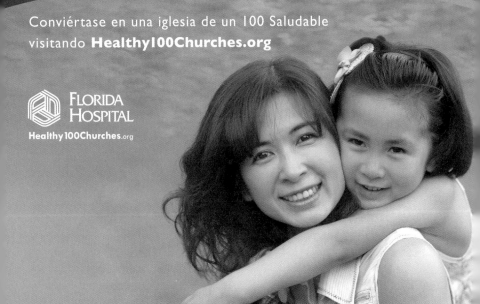